JN108759

# 院内医療事故調査の指針

## 第3版

### 事故発生時の適切な対応が時系列でわかる

編著 **飯田修平** 公益社団法人全日本病院協会 医療安全・医療事故調査等支援担当委員会委員
公益財団法人東京都医療保健協会 情報・質管理部長
医療の質向上研究所 研究員
練馬総合病院 名誉院長

著 「医療事故発生後の院内調査の在り方と方法に関する研究」グループ

## 適切に判断、対応するために

MC メディカ出版

# 第3版　はじめに

　医療事故調査制度（以下、「本制度」という）制定前から、医療の安全に関する国民の不信が著しかった。医療事故発生防止が最重要であるが、最善の努力をしてもゼロにはできない。医療事故が発生した場合には、適切に対応する必要がある。事故発生の状況、要因、原因の調査が重要であるが、医療界および医療機関における事故調査体制は不十分であり、適切な医療事故調査体制構築が急務であった。

　この考え方に基づいて、厚生労働科学研究費補助金地域医療基盤開発推進研究事業「医療事故発生後の院内調査の在り方と方法に関する研究（研究代表者 飯田）」（2010.4–2012.3）を実施し、その成果を基に、本書『院内医療事故調査の指針』（初版）を出版した（2013.11）。

　その後、第6次医療法改正で本制度が制定され（2014.6）、2015年10月施行が決まった。本制度のガイドラインとも言える政省令が、やっと施行の半年前に公布された（2015.5）。これを反映して、『院内医療事故調査の指針　第2版』（2015.8）を出版した（出版経緯の詳細は、初版および第2版「はじめに」を参照）。

　本制度制定時の参議院付帯決議（2年後の見直し規定）に基づき、医療法施行規則が改定され、管理者に全死亡例の把握が義務化された（2016.6）。筆者は、医療界、医療機関、医療従事者として自立・自律すべきと学会、研修会で警鐘を鳴らし、当院では、義務化前から全死亡例を管理者が把握するシステムを構築していた（第2章 3.死亡症例管理システムの事例報告）。

　しかし、管理者の本制度の対象事例の判断が不適切な医療機関が多く、医療機関の本制度への対応に関する問題が指摘された。適切な判断を促進するために学会で報告し、研修会を開催し、その成果として事例の判断に関して詳細に解説した『院内医療事故調査の考え方と進め方』（じほう）（2017.4）を出版した。

　本指針第2版出版後、8年弱経過したが、今なお、本制度を正しく解釈しない、不適切な対応が多い。第3版出版の趣旨は、院内事故調査体制を構築し、事例の適切な判断と院内事故調査実施体制構築および実施を支援することである。

　第2版でも、用語の定義を明確にしたが、いまなお、"事故"、"事故調査"を明確に定義しない、あるいは、定義が混乱している。第3版では、定義をさらに明確にし、新たに表を作成し、理解を容易にした。

　本指針の目的は、本制度における院内医療事故調査を円滑に実施することである。しかし、患者に健康障害が発生あるいは死亡直後には、本制度の対象事例となるか否かは判断できない。したがって、管理者が、本制度の対象事例（提供した医療に起因する、予期しない死亡あるいは死産）と判断するまでは、一般的な事故の定義（予想外の患者への障害）として対応せざるを得ない。第6章1節、2節、第7章1節（図7–1の最初）、第8章1節（図8–1の最初）における"事故"がそれである。本事例の対象事例と判断した後は、本制度における"医療事故"として対応する。蛇足ながら、読者が明確に意識し、混乱しないことを期待する。

　本指針を参考に、自組織の特性を勘案して、適切に対応できる体制を構築していただきたい。また、病院団体、学会、職能団体、医療事故調査・支援センター、行政などの関連団体が支援の際に本書を参考にしていただくことを期待する。

令和5年5月

公益社団法人全日本病院協会
　医療安全・医療事故調査等支援担当委員会委員
公益財団法人東京都医療保健協会
　　　　　　　　　　　　　　情報・質管理部長
　　　　　　　医療の質向上研究所　研究員
　　　　　練馬総合病院　　　名誉院長

　　　　　　　　　　飯田修平

# 第2版　はじめに

　社会の医療に対する要求水準は、我々医療従事者や医療機関の努力を遥かに上回っている。これは、医療の安全に関して著しい。結果として、国民の医療不信が増大している。かつては、いつでも・どこでも・だれでもが医療を受けられることを目指していた。それが達成された現在は、「医療は安全であることが当然」とされるようになった。

　医療は身心の不具合や悩みを持つ人に対する、侵襲行為、不安全行為である。危険行為だからこそ、専門教育を受け専門資格を持つ者が医療機関において行う以外には認められない。

　医療技術および医療システムが高度化、複雑化、専門分化、機械化、自動化している。その結果、従来は不可能であった状態の患者に対する治療が可能になった。しかし、極めて複雑な社会システムとしての医療の制御技術・管理技術がその変化に対応できない。これは、医療に限らず、科学技術の宿痾であり、"医療事故の問題"として露呈している。

　すなわち、"医療事故の問題"は、単に、医療従事者や医療機関だけの個別の問題ではなく、社会全体が取り組まなければ対応できない。公的な会議の場で「医療従事者はけしからん、たるんでいる」と発言する有識者や、「医療事故は自分たちで解決できる」と発言する医療従事者がいる。このような考え方では、"医療事故の問題"を解決できない。

　筆者らは、医療の安全確保は社会の強い要請であることを認識し、情報技術を活用し、継続的質向上（品質管理）の努力に基づいて、安全を確保することを提唱し、活動している。

　このような状況で、院内医療事故調査を適切に実施することが求められており、法制化は必至であった。この状況への対応が急務と考え、厚生労働科学研究費補助金地域医療基盤開発推進研究事業「医療事故発生後の院内調査の在り方と方法に関する研究（研究代表者　飯田）」を実施した。

　その成果を基に2013年11月に本書『院内医療事故調査の指針』を出版した。

　全日本病院協会は、「医療事故調査委員会・懲罰委員会に関する提言」において、レベル3b以上（国立大学病院医療安全管理協議会分類）の医療事故は、院内医療事故調査と並行して第三者機関に届け出ることを推奨している。したがって、本書では、検討が始まった医療事故調査制度への対応を含めて、レベル3b以上の医療事故発生時の具体的な対応を示した。

　その後、医療介護総合確保推進法の一部として医療法が改正され医療事故調査制度（本制度）が制定された（2014年6月）。本制度運用のガイドライン作成を目的に、厚生労働科学研究費補助金地域医療基盤開発推進研究事業「診療行為に関連した死亡の調査の手法に関する研究（研究代表者　西澤）」（2014年7月）、法令に基づく省令・通知の検討を目的に「医療事故調査制度の施行に係る検討会」（2014年11月）が設置され、共に2015年3月に報告がまとめられた。本制度が2015年10月から施行されるにもかかわらず、医療機関の対応は不十分である。

　筆者らは、本書を教材に研修会を開催している。上記検討会の議事内容が公表され、報告書が公表されても、「省令・通知が確定していないからどうしたらよいか分からない」、「具体的な調査・分析方法が分からない」、「誰かを呼んで調査・分析してもらえば良い」、「簡単に調査・分析できるマニュアルはないか」という発言があった。

　研修会で「本書を読めば、時系列で、誰が何をどう分析すれば良いか分かる。全国調査をし、

実務担当者と意見交換し、本制度の趣旨に沿って記述しているので、9割以上は適用できる。検討会の具体的事項と大きな違いはない」、と説明してもしばしば理解していただけない状況にあった。

　研究班と検討会の報告書がまとまり、省令・通知が公表（2015年5月8日）されたので、それらを反映させて第2版を出版することとした。

　本制度には問題があるが、運用しつつ法制定2年後の見直しで、制度の改善が必要である。

　本指針を参考に、自組織の特性を勘案して、適切に対応できる体制を構築していただきたい。

　また、病院団体、学会、職能団体、医療事故調査・支援センター、行政などの関連団体が支援の際に本書を参考にしていただくことを期待する。

　　　　平成27年7月

公益社団法人全日本病院協会　　常任理事
公益財団法人東京都医療保健協会　理事長
　　　医療の質向上研究所　所長
　　　練馬総合病院　　　　院長

飯田修平

# は じ め に

医療事故が社会問題となり、医療不信が益々深刻になっている。医療の安全確保に関する社会の要求水準は高い。2006年の医療法改正において安全確保の責務が明記されたことがその証でもある。また、国民や患者と医療従事者との間に医療に対する認識の違いがあり、医療事故調査のあり方や方法に関する誤解や不信がある。

国、病院団体、職能団体等が連携して医療安全管理の枠組みを構築し、医療安全管理者養成講習等を実施し、医療機関を支援している。医療機関は、医療安全推進委員会あるいは医療事故対策委員会を設置して、事故報告収集、事故防止等の活動を強く推進している。組織的に、対策を実施する医療機関が増加しているが、個々の医療機関あるいは一部の部署の努力によるものが多く、組織的かつ体系的に行われているとはいえない。

重大な医療事故が発生すると、患者や家族のみならず、診療に関与した医療従事者や医療機関にも深刻な影響を及ぼす。しかし、重大な医療事故を経験することはまれであり、医療事故への対応が標準化されていないので、一般には、事故発生後の対応や処理に追われているといわざるを得ない。

また、リスクマネジメント、すなわち、組織防衛の一部としての法令遵守、訴訟対策、刑事訴追回避のためのヒヤリ・ハット報告収集、事故防止対策委員会設置、賠償責任対策等が主であり、医療安全確保という視点での対応は十分とはいえない。

このような状況を打破するために、医療事故発生時に最初に行うべき院内調査の手法および報告方法の指針を医療関係者に提示し、院内医療事故調査の標準化を図ることを目的に、厚生労働科学研究費補助金地域医療基盤開発推進研究事業「医療事故発生後の院内調査の在り方と方法に関する研究（H23－医療－一般－003）」を実施した。全国アンケート調査とともに、重大な医療事故を経験し、事故報告書をまとめたことのある病院を訪問調査して、具体的な問題点を明らかにした。

これらの成果を参考にまとめたものが本指針である。本指針は、重大な医療事故経験の少ない病院が、事故直後から利用できることを目的としており、いつ、どこで、誰が、何をすべきかを時系列に沿って明確に記載した。

なお、全体の考え方や文体の整合を図るために、各執筆者の原稿を、編者が一部あるいは大幅に修正追記した。

今後、医療機関が医療事故調査組織を整備する際には、本指針を参考に、自組織の特性を勘案して、時系列に沿って適切な対応を取ることが可能になると考える。

また、病院団体、学会、職能団体、第三者機関、行政などの関連団体は本指針を参考に、それぞれの立場で、専門家派遣、教育研修実施などの支援を検討することを期待する。

平成25年10月

公益社団法人全日本病院協会　　　常任理事
公益財団法人東京都医療保健協会　　理事長
医療の質向上研究所　所長
練馬総合病院　　　　院長

飯 田 修 平

# CONTENTS

# CONTENTS

# 編著者・著者一覧

**編著者**

飯田　修平　　公益社団法人全日本病院協会　医療安全・医療事故調査等支援担当委員会
　　　　　　　　　　　　　　委員
　　　　　　　公益財団法人東京都医療保健協会　情報・質管理部長
　　　　　　　　　　　　　　医療の質向上研究所　研究員
　　　　　　　　　　　　　　練馬総合病院　名誉院長


**著者（執筆順）**

飯田　修平　　公益社団法人全日本病院協会　医療安全・医療事故調査等支援担当委員会
　　　　　　　　　　　　　　委員
　　　　　　　公益財団法人東京都医療保健協会　情報・質管理部長
　　　　　　　　　　　　　　医療の質向上研究所　研究員
　　　　　　　　　　　　　　練馬総合病院　名誉院長

長谷川友紀　　公益社団法人全日本病院協会　医療安全・医療事故調査等支援担当委員会
　　　　　　　　　　　　　　外部委員
　　　　　　　東邦大学医学部社会医学講座　教授

小谷野圭子　　公益社団法人全日本病院協会　医療安全・医療事故調査等支援担当委員会
　　　　　　　　　　　　　　委員
　　　　　　　公益財団法人東京都医療保健協会　練馬総合病院　質保証室室長
　　　　　　　　　　　　　　医療の質向上研究所　研究員

藤田　茂　　　公益社団法人全日本病院協会　医療安全・医療事故調査等支援担当委員会
　　　　　　　　　　　　　　外部委員
　　　　　　　東邦大学医学部 臨床支援室　医療安全管理部門 准教授
　　　　　　　東邦大学医療センター大森病院　医療安全管理部 副部長

永井　庸次　　公益社団法人全日本病院協会　医療安全・医療事故調査等支援担当委員会
　　　　　　　　　　　　　　外部委員
　　　　　　　公益財団法人東京都医療保健協会　医療の質向上研究所　参与

安藤　敦子　　公益財団法人東京都医療保健協会　練馬総合病院　医療安全管理室師長
森山　洋　　　社会医療法人恵和会　帯広中央病院　事務部長

# 第1章

# 医療事故調査に関する検討

## 1 医療事故とは

①医療事故とは、一般には、過誤の有無に関係なく、予期しない不具合（結果）をいう。

②医療事故調査制度（以下、本制度）における医療事故とは、当該病院等に勤務する医療従事者が提供した医療に起因し又は起因すると疑われる死亡又は死産であつて、当該管理者が当該死亡又は死産を予期しなかつたものとして厚生労働省令で定めるものをいう（医療法第6条の10）。

## 2 医療事故調査と医療事故対応

医療事故調査とは、医療事故の原因究明を目的とする情報収集、原因分析のすべてをいう。

**本指針においては、"医療事故調査"を、重大な医療事故*[1] 発生時に設置する、あるいは、召集する、院内医療事故調査委員会*[2] における調査に限定する。本制度における医療事故には限定しないが、医療事故調査制度における医療事故は特殊なものであることを認識して、目的に応じて読み分けていただきたい。**

医療事故調査委員会が、原因究明に基づいて改善や再発防止対策を提案する場合があるが、一般的・総論的になりがちである。また、詳細な検討には時間を要する場合がある。したがって、実務的かつ具体的な対策立案および実施は別の枠組（組織）で実施することが望ましい。

本指針の第1章から第10章、第11章、第13章、第14章2の説明が、医療事故調査の範疇である（図1-1に示す医療事故調査）。上記以外は、医療事故調査そのものではなく、医療事故調査に付随する事項である（図1-1に示す医療事故対応）。

実務においては、安全管理担当者（セイフティマネジャー）、危険管理担当者（リスクマネジャー）および病院管理者が医療事故調査委員会と連携して同時並行して遺族への対応、職員への対応、対外的な対応をしなければならない（図1-1に示す医療事故対応）。

したがって、本指針においては、原因究明にとどまらず、関係者への対応、改善提案、再発防止対策提案まで言及した。


*1　重大な医療事故とは、患者への影響レベル3b以上の事故をいう（表3-1参照）。本制度の対象か否かは、この段階では判断できない（図7-1参照）。

*2　本制度の対象でない場合にも設置を指示し、調査を命令することがある（図7-1参照）。

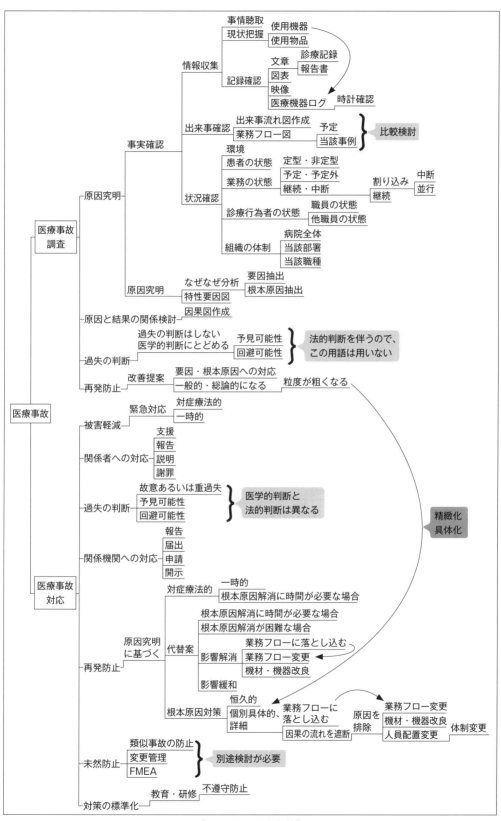

【図 1-1 ■ 医療事故】

## 3 安全管理（セイフティマネジメント）と危険管理（リスクマネジメント）

　安全管理担当者（セイフティマネジャー）と危険管理担当者（リスクマネジャー）が同一である医療機関が多い。それ自体が問題ではなく、どの立場で考え行動しているか、すなわち、安全管理（セイフティマネジメント）と危険管理（リスクマネジメント）との違いを認識していないことが問題である。安全管理担当者をリスクマネジャーと呼ぶことは間違いである。

## 4 医療事故調査における医療行為の適切性の検討

　医療事故の多くは人の行為によるものである。行為の適切性を検討することが重要である。留意すべきは、医療事故調査において、過誤の有無は関係ない。行為の適切性と共に、行為者の意図がどうであったかの検討が重要である。結果に問題がなかったとしても、行為が不適切な場合には、検証と改善が必要である（表1-1　行為の適切性）。

【表1-1 ■ 行為の適切性】

| | | 意図する | | | 意図しない | |
|---|---|---|---|---|---|---|
| | | | 適切性 | | | 適切性 |
| 行為あり | 予定外 | 誤作為 | まぁいいか＊ | 誤・不具合 | 誤作為 | 誤・不具合 |
| | 予定 | 作為 | 正 | | 結果良し | 要検証 |
| 行為なし | 予定外 | 不作為 | まぁいいか＊ | 誤・不具合 | 忘却 | 誤・不具合 |
| | 予定 | 非行為 | 正 | | 結果良し | 要検証 |

＊　意図的不遵守　要教育

## 5 医療事故調査に関する検討の経緯

　医療事故調査に関する検討が急速に行われた（資料5-資料11）。

　日本法医学会の異状死ガイドライン（1994年5月　http://www.jslm.jp/public/guidelines.html）と、国立病院部政策医療課の「リスクマネージメントマニュアル作成指針」（2000年 https://www.mhlw.go.jp/www1/topics/sisin/tp1102-1_12.html）により、医師法第21条が拡大解釈され、診療関連死を警察に届け出なければならないという、強迫観念ともいえる風潮があり、医師法第21条が医療事故調査に関する検討の中心課題となっていた。

　筆者および全日本病院協会は、医師法第21条の立法の趣旨に立ち戻れば良いので、改正の議論は必要ないと、一貫して主張し続けた（資料4参照）。

　原因究明・再発防止を目的に、厚労省は「医療の質の向上に資する無過失補償制度等のあり方に関する検討会」を設置した（2011年8月）。筆者が一貫して主張したように、原因究明・再発防止と過失認定・補償とは目的が異なるので、別の枠組みで検討するべきであるという結論になった。分科会として「医療事故に係る調査の仕組み等のあり方に関する検討部会」を設置し、計13回の検討会を実施した（2012/2-2013/5/29）。筆者は両検討会構成員として議論した。本検討部会では、事故調査と医師法第21条とは別の問題であることが合意さ

れ、医師法 21 条とは関連させずに検討した。一大転換点といえよう。

　本検討部会の合意事項は、『「医療事故に係る調査の仕組み等に関する基本的なあり方」について』（https://www.mhlw.go.jp/stf/shingi/2r985200000339xk.html）として、2013 年 7 月に 1 年半ぶりに再開された親検討会に報告され、承認された（資料 5 参照）。本検討会の意義は、医療事故調査に関する第三者機関設立に関して大枠の合意をしたことと、厚労省が医師法第 21 条に関する解釈を立法の趣旨に戻して明確にしたことである。

　第 6 次医療法改正で医療事故調査制度（本制度）が制定され（2014 年 6 月）、2015 年 10 月から施行された。これを受けて、具体的な検討が始まり、厚生労働科学研究費補助金地域医療基盤開発推進 研究事業「診療行為に関連した死亡の調査の手法に関する研究」（研究代表者　西澤）（2014 年 7 月）でガイドライン作成の検討が開始されたが、医療事故調査の中で、責任追及や遺族の納得が議論されるようになり、事故の原因究明・再発防止の議論が不十分になるおそれがあった。筆者らは、研究会等で医療事故調査と医療事故対応は別の次元であるので、別の枠組みで議論すべきであると主張し続けている。これに並行して、2014 年 7 月、一般社団法人日本品質管理学会・医療経営の総合的「質」研究会は「医療事故調査制度に関する声明」を発表した（資料 7 参照）。

　また、「医療事故調査制度の施行に係る検討会」で省令案、通知案が議論され（2014 年 11 月）、西澤研究班、検討会共に 2015 年 3 月に報告書をまとめた。2015 年 5 月 8 日、省令・通知が交付された（資料 11 参照）。

## 6 医療事故調査の目的

　医療事故調査の目的は、原因究明と再発防止である。遺族の納得や補償は重要であるが、医療事故調査とは別の枠組みで検討すべきである。この大前提を堅持しない限り、原因究明・再発防止は困難である。しかし、前述の、ほとんどすべての医療事故調査の検討会において、両者の混同があり、議論が迷走した。

　調査結果が裁判外紛争処理（ADR）・訴訟等の紛争解決、責任追及に使われるおそれがあれば、当事者が黙秘し、正確かつ十分な情報収集は困難となる。結果として、原因究明・再発防止はできなくなる。他分野の事故調査、諸外国における医療事故調査では、紛争処理や処罰と明確に分離されていることを再認識すべきである。

## 7 医療事故調査の種類

　医療事故調査には院内医療事故調査と院外医療事故調査がある。

### ①院内医療事故調査

　提供した医療に起因した予期しなかった死亡（又は死産）事例（本制度の対象事例）が発生した場合には、医療機関は、院内医療事故調査開始と併せて、遺族に説明し、遅滞なく医療事故調査・支援センターに報告しなければならない。

　院内医療事故調査を行う際、院外委員を参加させることとされている。院内に、当該事故に関連する分野の専門家や、分析の専門家がいたとしても、院外の専門家を招へいする必要がある。公正性、透明性を担保するために、利害関係のない人を招へいすることが肝要である。病

19

院団体、学会、職能団体、医療事故調査・支援センター等の支援団体に相談し、支援を受けることが可能である。

　本制度における支援団体とは、医学・医術に関する学術団体その他の厚生労働大臣が定める団体である。

　本書は、院内医療事故調査を適切、円滑かつ効率的に行うための指針である。

**②院外医療事故調査**

　医療事故調査・支援センターに報告した医療機関は、院内医療事故調査を実施する義務がある。院内調査では不十分な場合には、医療事故調査・支援センターに院外医療事故調査を依頼できる。

　報告事例の遺族が、当該医療機関の調査では不十分と判断した場合には、医療事故調査・支援センターに院外医療事故調査を依頼できる。

　しかし、医療機関が本制度の対象事例と判断せず、報告しなかった場合には、遺族は、相談はできるが、調査は依頼できない。

# 8 医療事故報告の種類

　法令には医療事故調査報告の内容が記述されているが、種類を明確に区分すべきとする言説は著者等を除いて見当たらない。どの区分を対象にするかを明確にしなければ、議論できない。

　医療事故報告には2種類ある。①医療事故発生報告と、②医療事故調査報告である。さらに、報告先によって、それぞれ院内と院外、さらに、院外を遺族と医療事故調査・支援センターに区分できる。報告者も区分ごとに異なる（表1-2）。院内医療事故調査報告が医療事故調査委員会である他は、委任された担当者が、管理者名で報告・説明する。

【表1-2 ▦ 医療事故報告の種類】

| | 種類 | 報告先 | | 報告者 |
|---|---|---|---|---|
| 医療事故報告 | 医療事故発生報告 | 院内 | 管理者* | 当事者 and/or 医療安全管理者* |
| | | 院外 | 遺族** | 管理者 and/or 医療安全管理者 |
| | | | 医療事故調査・支援センター | 管理者（医療安全管理者が連絡） |
| | 医療事故調査報告 | 院内 | 管理者 | 医療事故調査委員会 |
| | | 院外 | 遺族** | 管理者 and/or 医療安全管理者 |
| | | | 医療事故調査・支援センター | 管理者（医療安全管理者が連絡） |

　＊　　報告がない場合もあるので、管理者が全死亡例を把握して、対象事例か否か判断する

　＊＊　可及的速やかに報告し、分かりやすく説明する

# 第2章
# 医療法・医療法施行規則改正に伴う医療事故調査制度改正への対応

## 1 管理者の責務

本制度設立時の参議院付帯決議に基づく、医療法施行規則改正（2016.5）により、管理者が全死亡例・死産例を把握する義務が課せられた。しかし、実態は、医療安全管理者の判断で対象事例候補を選択して、管理者に報告する病院が大部分であった。しかも、2週間あるいは1月ごとに報告が挙がるまで待っている病院が多い。

毎日は難しいとしても、管理者は1－2日以内には把握しなければならない。しかし、管理者が毎日全死亡例の診療記録を閲覧することは負担が過大である。そこで、当院では、医療法施行規則改正前から、死亡症例管理システムをFileMaker®で構築して運用した。質保証室室長が、毎朝、前日の全死亡例を抽出し、診療記録を閲覧し、FileMaker®で作成したデータベースに必要事項を記載する。管理者、質保証室室長、医療安全管理者、医療安全推進委員長は、ほぼ毎日、ファイルを閲覧し、本制度の対象事例か否かを判断する。必要に応じて、診療記録を閲覧して判断する仕組みである。

管理者と他者の判断が異なる場合には、管理者が報告を指示命令することがある。また、報告対象事例でなくても、院内調査を指示命令することも屡々である。具体例は、第3節参照。

## 2 特定機能病院の組織統治

東京女子医科大学病院および群馬大学病院などで医療安全に関する重大事案が発生したこと及びその対応など特定機能病院の統治の問題が指摘された。これを受け、医療法が改正され、①高度かつ先端的医療を提供する使命を有する特定機能病院においては高度な医療安全管理体制の確保が必要であること②管理者が病院の管理運営権限を有すること③特定機能病院の開設者は、管理者の適切な選任等、管理者が医療安全管理等を適切に行うことを担保するための体制確保に責任を負うべきことが、明記された。

「医療法の一部を改正する法律の一部の施行について」（2021年）で、(3)医療法施行規則第六条の三第一項第七号に規定する「管理者の医療に係る安全管理の業務の経験」とは、下記のいずれかの業務に従事した経験を有するものであること。①医療安全管理責任者、医薬品安全管理責任者、医療機器安全管理責任者の業務 ②医療安全管理委員会の構成員としての業務 ③医療安全管理部門における業務 ④その他上記に準じる業務、と規定された。

2021年改正省令で、特定機能病院の管理者が行わなければならない事項として、「医療機関内における事故の発生の防止に係る第三者の評価を受け、当該評価及び改善のために講ずべき措置の内容を公表し、並びに当該評価を踏まえ必要な措置を講ずるよう努めること」を追加する。（則第9条の20の2関係）、と規定された。

# 3 死亡症例管理システムの事例報告

　前述のように、当院では全死亡・死産症例を管理者に速やかに伝達するために、FileMaker® で、死亡症例データベースを作成している。登録すべき症例を把握するために、電子カルテの退院患者一覧（表2-1 入院）から、死亡症例を抽出する。また、入院登録がなく、救急処置室等で亡くなられた症例についても死亡症例管理の対象とする必要があるため、救急データベース（表2-2　外来）より死亡症例を把握する。

　死産の場合は、児の患者IDを発行せず、入院履歴もないため、退院患者の一覧から把握することができない。病棟からの情報提供を依頼するとともに、定期的に死産証書のリストを確認し、確実に症例を把握できるように努める。

**【表2-1 ■ 電子カルテより死亡患者の把握（入院）】**

| 退院日時 | | 病棟-病室 | 患者ID | 氏名 | カナ氏名 | 性 | 年齢 | 主科 | 主治医 | 入院日[日数] | 移 | 泊 | 退院事由 | パス |
|---|---|---|---|---|---|---|---|---|---|---|---|---|---|---|
| 2023 | 09:00 | 2F-203 (1) | | | | 男 | 76 | 泌尿 | | 2023 | | | 軽快退院 | 前立腺生検パス |
| 2023 | 04:07 | 3F-315 (1) | | | | 女 | 92 | 内科 | | 2023 | | | 死亡退院 | |
| 2023 | 15:49 | 4F-415 (4) | | | | 男 | 97 | 眼科 | | 2023 | | | 軽快退院 | 入り1泊白内障(左)パス |
| 2023 | 14:00 | 5F-512 (1) | | | | 女 | 89 | 内科 | | 2023 | | | 軽快退院 | |
| 2023 | 13:18 | 2F-208 (4) | | | | 女 | 54 | 泌尿 | | 2023 | | | 軽快退院 | 日帰りESWLパス |
| 2023 | 13:04 | 4F-415 (1) | | | | 男 | 94 | 眼科 | | 2023 | | | 軽快退院 | 入り1泊白内障(左)パス |
| 2023 | 11:30 | 3F-310 (2) | | | | 女 | 102 | 内科 | | 2023 | | | 軽快退院 | |
| 2023 | 10:30 | 4F-410 (1) | | | | 男 | 90 | 整形 | | 2023 | | | 軽快退院 | 経皮的椎体形成術(BKP)パス |
| 2023 | 10:30 | 4F-418 (1) | | | | 男 | 66 | 脳外 | | 2023 | | | 転医退院 | |
| 2023 | 10:20 | 5F-514 (3) | | | | 男 | 79 | 内科 | | 2023 | | | 転医退院 | |
| 2023 | 10:15 | 4F-405 (3) | | | | 女 | 82 | 整形 | | 2023 | | | 転医退院 | |
| 2023 | 10:00 | 5F-525 (1) | | | | 男 | 63 | 循内 | | 2023 | | | 軽快退院 | CAG・PCIパス【前日入院】 |
| 2023 | 10:00 | 5F-501 (2) | | | | 男 | 74 | 内科 | | 2023 | | | 軽快退院 | |
| 2023 | 10:00 | 2F-204 (4) | | | | 男 | 73 | 泌尿 | | 2023 | | | 軽快退院 | TULパス 手術前日～ |
| 2023 | 10:00 | 3F-313 (4) | | | | 女 | 34 | 産婦 | | 2023 | | | 軽快退院 | 婦人科腹腔鏡下OPパス |
| 2023 | 10:00 | 3F-304 (4) | | | | 女 | 37 | 産婦 | | 2023 | | | 軽快退院 | 婦人科腹腔鏡下OPパス |
| 2023 | 10:00 | 5F-514 (4) | | | | 男 | 91 | 内科 | | 2023 | | | 転医退院 | |
| 2023 | 10:00 | 2F-203 (2) | | | | 男 | 45 | 外科 | | 2023 | | | 軽快退院 | 当日入院)CF前パス |
| 2023 | 09:30 | 3F-309 (4) | | | | 女 | 90 | 内科 | | 2023 | | | 転医退院 | |
| 2023 | 09:00 | 2F-205 (3) | | | | 男 | 91 | 外科 | | 2023 | | | 軽快退院 | 当日入院)CF前パス |
| 2023 | 15:54 | 2F-203 (1) | | | | 男 | 51 | 泌尿 | | 2023 | | | 軽快退院 | 日帰りESWLパス |
| 2023 | 13:11 | 3F-315 (1) | | | | 女 | 69 | 内科 | | 2023 | | | 軽快退院 | |
| 2023 | 13:00 | 4F-411 (1) | | | | 女 | 86 | 整形 | | 2023 | | | 軽快退院 | 経皮的椎体形成術(BKP)パス,除圧術パス(腰椎 |
| 2023 | 11:30 | 200-253 (1) | | | | 女 | 81 | 脳外 | | 2023 | | | 軽快退院 | |
| 2023 | 10:30 | 3F-303 (3) | | | | 女 | 51 | 産婦 | | 2023 | | | 軽快退院 | 婦人科腹腔鏡下OPパス |
| 2023 | 10:00 | 3F-313 (2) | | | | 女 | 52 | 産婦 | | 2023 | | | 軽快退院 | 婦人科腹腔鏡下OPパス |
| 2023 | 09:45 | 5F-503 (4) | | | | 女 | 64 | 内科 | | 2023 | | | 転医退院 | 糖尿病教育入標準パス |
| 2023 | 17:39 | 5F-511 (1) | | | | 女 | 86 | 内科 | | 2023 | | | 死亡退院 | |
| 2023 | 14:00 | 4F-402 (2) | | | | 女 | 59 | 整形 | | 2023 | | | 軽快退院 | |
| 2023 | 14:00 | 2F-215 (1) | | | | 女 | 83 | 外科 | | 2023 | | | 軽快退院 | 下部消化管内視鏡パス(入院中)CF前(前日～ |

【表 2−2 ■ 救急データベースより死亡患者の把握（外来）】

**救急診察情報一覧（閲覧専用）** マニュアル
相談・受付一覧（閲覧専用）へ移動

11:14:55現在 ← 前日へ　本日　翌日へ →　日付指定　...　　医師名の一部で絞り込み　クリア

対象：18件※行をクリックすると患者IDをコピーします。右クリック貼付もしくはCtrl+vでカルテ等に貼り付けできます。

| | 状態 | 受診場所 | 転帰 | 病棟 | ID | 氏名 | 年齢 | 性別 | 昼夜 | 来院時刻 | 退室時刻 | 診療科 | 来院方法 | 診療医師 | 主訴 | 診断名 | オーダ滝診状況 | 実施レントゲン 担当医師以外はチェックしないで下さい！！ |
|---|---|---|---|---|---|---|---|---|---|---|---|---|---|---|---|---|---|---|
| 1 | 入力完了 | 救急外来 | 帰宅 | | | | 76 | 女 | 夜 | 7:20 | 7:42 | 内科 | 救急車 | | 腹痛 | 急性腹炎 | オーダ | |
| 2 | 入力完了 | 救急外来 | 帰宅 | | | | 68 | 女 | 夜 | 5:05 | 5:30 | 脳外科 | 救急車 | | 前頭部痛 | 頭痛 | オーダ | |
| 3 | 入力完了 | 救急外来 | 帰宅 | | | | 26 | 女 | 夜 | 3:25 | 4:30 | 内科 | 救急車 | | 腹痛 | 胃腸炎 | オーダ | |
| 4 | 入力完了 | 救急外来 | 帰宅 | | | | 46 | 女 | 夜 | 3:15 | 3:49 | 内科 | 救急車 | | 右下腹部痛 | 右下腹部痛 | オーダ | 腹部単純(C-XP) |
| 5 | 入力完了 | 救急外来 | 帰宅 | | | | 21 | 男 | 夜 | 1:16 | 3:20 | 内科 | 救急車 | | 酩酊 | 急性アルコール中毒 | オーダ | |
| 6 | 入力完了 | 救急外来 | 帰宅 | | | | 25 | 女 | 夜 | 0:59 | 2:01 | 整形外科 | 救急車 | | 腰痛 | 腰痛 | オーダ | |
| 7 | 入力完了 | 救急外来 | 帰宅 | | | | 44 | 女 | 夜 | 23:48 | 23:55 | 内科 | 救急車 | | 過換気 | 過換気発作 | オーダ | |
| 8 | 入力完了 | 救急外来 | 入院 | 5F | | | 86 | 女 | 夜 | 22:31 | 0:40 | 内科 | 救急車 | | 呼吸苦 | 慢性心不全症 | オーダ | 胸部単純(C-XP) |
| 9 | 入力完了 | 救急外来 | 帰宅 | | | | 38 | 男 | 夜 | 22:19 | 22:56 | 内科 | 救急車 | | 左脇腹痛み | 左胸痛 | オーダ | 胸部単純(C-XP) |
| 10 | 入力完了 | 救急外来 | 死亡 | | | | 35 | 女 | 夜 | 20:12 | 22:32 | 内科 | 救急車 | | 呼吸苦 | 慢性心不全、21時33分死亡確認 | オーダ | ﾎﾟｰﾀﾌﾞﾙ胸部単純 |
| 11 | 入力完了 | 救急外来 | 入院 | 2F | | | 68 | 女 | 昼 | 16:27 | 17:42 | 外科 | その他 | | 腹痛、便秘 | 排便コントロール | オーダ | 胸部単純(C-XP)腹部単純(A-XP) |
| 12 | 入力完了 | 救急外来 | 帰宅 | | | | 81 | 女 | 昼 | 16:26 | 18:29 | 内科 | 救急車 | | 腹痛、嘔吐 | 胃腸炎 | オーダ | 胸部単純(C-XP) |
| 13 | 入力完了 | 救急外来 | 帰宅 | | | | 79 | 女 | 昼 | 16:00 | 17:25 | 整形外科 | その他 | | 転倒 | 左上腕骨近位部骨折　左側頭部裂傷 | オーダ | 胸部単純(C-XP)、頭蓋骨 |
| 14 | 入力完了 | 救急外来 | 入院 | 4F | | | 82 | 女 | 昼 | 14:25 | 15:57 | 整形外科 | その他 | | 腰部脊柱管狭窄症 | 腰部脊柱管狭窄症 | オーダ | 胸部単純(C-XP)、腰椎(L-Spine) |
| 15 | 入力完了 | 救急外来 | 一般外来 | | | | 79 | 女 | 昼 | 13:15 | 14:24 | 外科 | その他 | | 胃瘻の詰まり | PEG交換 | オーダ | |
| 16 | 入力完了 | 一般外来 | 入院 | 2F | | | 95 | 女 | 昼 | 11:58 | 12:56 | 皮膚科 | その他 | | 両前腕の紅斑、びらん | 蜂窩織炎 | オーダ | 胸部単純(C-XP) |
| 17 | 入力完了 | 救急外来 | 入院 | 200 | | | 97 | 男 | 昼 | 11:51 | 14:45 | 内科 | 救急車 | | 誤嚥性肺炎 | 細菌性肺炎 | オーダ | |
| 18 | 入力完了 | 救急外来 | 入院 | 200 | | | 68 | 男 | 昼 | 10:12 | 13:14 | 内科 | 救急車 | | 頻脈、息苦しさ | NYHA 4の心不全 | オーダ | ﾎﾟｰﾀﾌﾞﾙ胸部単純 |

（右上の枠内：内科／外科／産婦人科／管理当直／外来看護師／放射線／臨床検査／夜間受付、日直・当直・早出・残り）

　次いで、死亡症例管理データベースに情報を登録する。登録する症例基本情報は、以下の通りである。

　患者基本情報より：ID、患者氏名、年齢（生年月日）、入院期間（死亡日）、在院日数、診療科、主治医

　死亡診断書より：直接・間接死因、影響を及ぼした傷病等、手術情報、解剖の有無・所見

　入院経過要約より：病名、経過

　DPC情報より：主病名、医療資源病名、診断群分類、入院期間区分

　カルテ記載より：説明日、説明者、説明対象、説明内容、その他特記すべき内容

　以上の情報をもとに、必要に応じて診療記録も参照して、①質保証室室長、②医療安全管理者、③医療安全推進委員長が、医療に起因するか否か、予期せぬ死亡か否かを判断する（表2−3　死亡症例一覧、図2−1　死亡症例管理・個票）。特に、医師の説明に関しては、一般的な死亡の可能性ではなく、当該患者の臨床経過をふまえ、当該患者に関する死亡の可能性が記載されているかが判断基準となる。また、提供した医療に起因する死亡の場合に、当該医療を提供する前に死亡に言及した説明がなされているかどうかも重要な点である。制度上、病院としての判断は④管理者の判断になるが、判断が異なる場合には、主治医も含め関係者で協議することもある。

# 【表 2-3 ■ 死亡症例一覧】

死亡症例リスト　入力説明　一次評価者氏名・所属長　二次評価者氏名・担当科　発生日順ソート　担当医別表示　テンプレート　10検索業　全件表示　患者ID　患者氏名　患者氏名カナ　年齢　死亡日　月齢　担当医　Excel出力へ　図

以下は死亡症例一覧表の主要項目（年齢・死亡年・死亡診断書死因名・ICD・DPC医療資源病名・DPC主病名）を縦書きの表から転記したものである。

| 年齢 | 死亡日(年) | 死亡診断書 死因名 | ICD | DPC 医療資源病名 | ICD | DPC 主病名 | ICD |
|---|---|---|---|---|---|---|---|
| 78 | 2022 | 呼吸不全 | J869 | 呼吸不全 | J3839 | 呼吸不全 | J3839 |
| 80 | 2022 | 老衰 | — | 尿路感染症 | K789 | — | — |
| 88 | 2022 | 肺炎（誤嚥性） | J159 | 肝機能障害 | N390 | 肝機能障害 | N390 |
| 88 | 2022 | 細菌性肺炎 | J690 | 細菌性肺炎 | J159 | 細菌性肺炎 | SAT16 |
| 92 | 2022 | 胸部 | C20 | 肺炎 | J690 | 肺炎 | J869 |
| 89 | 2022 | 右大腿骨転子部骨折 | S7210 | 右大腿骨転子部骨折 | S7210 | 右大腿骨転子部骨折 | S7210 |
| 72 | 2022 | 右上葉肺腺癌 | C841 | 上葉肺腺癌 | C841 | 上葉肺腺癌 | C841 |
| 89 | 2022 | 上葉肺腺癌 | J690 | 肺炎 | J690 | 肺炎 | J690 |
| 89 | 2022 | 前立腺癌 | N178 | 慢性腎臓病 | N178 | 慢性腎臓病 | N178 |
| 81 | 2022 | 急性腎障害 | A419 | 急性腎障害 | U071 | 急性腎障害 | U071 |
| 98 | 2022 | 敗血症性ショック | K890 | 敗血症性ショック | A419 | 敗血症性ショック | A419 |
| 81 | 2022 | 急性腎障害 | A419 | 急性腎障害 | K566 | 急性腎障害 | K566 |
| 87 | 2022 | 慢性心不全 | I500 | 慢性うっ血性心不全 | I500 | 慢性うっ血性心不全 | I500 |
| 87 | 2022 | 原発不明癌 | I693 | 脳梗塞後遺症 | A419 | 脳梗塞後遺症 | I620 |
| 99 | 2022 | 老衰 | C800 | 原発不明癌 | C800 | 原発不明癌 | C800 |
| 90 | 2022 | 慢性うっ血性心不全 | J690 | 肺炎 | J690 | 肺炎 | J690 |
| 89 | 2022 | 転移性肝腫瘍 | I620 | 脳出血 | I620 | 脳出血 | I620 |
| 90 | 2022 | 胃癌 | C787 | 転移性肝腫瘍 | C787 | 転移性肝腫瘍 | C787 |
| 87 | 2022 | 直腸癌 | C181 | 胃癌 | C181 | 胃癌 | C181 |
| 81 | 2022 | 閉塞性動脈硬化症 | C609 | 直腸癌 | C609 | 直腸癌 | C609 |
| 91 | 2022 | 敗血症 | C20 | 閉塞性動脈硬化症 | C20 | 閉塞性動脈硬化症 | C20 |
| 68 | 2022 | 肺炎 | A419 | 敗血症 | A419 | 敗血症 | A419 |
| 74 | 2022 | 慢性腎臓病 | J183 | 肺炎 | J189 | 肺炎 | J189 |
| 82 | 2022 | 敗血症 | J690 | 慢性腎臓病 | J690 | 慢性腎臓病 | J690 |
| 75 | 2022 | 両側呼吸不全 | A413 | 敗血症 | A418 | 敗血症 | A418 |
| 68 | 2022 | グラム陽性球菌菌血症 | J049 | 間質性肺炎 | J690 | 間質性肺炎 | J690 |
| 88 | 2022 | 間質性肺炎の急性増悪 | K822 | 慢性腎不全 | A419 | 慢性腎不全 | A419 |
| 91 | 2022 | 慢性腎不全の急性増悪 | J449 | 慢性腎不全 | J690 | 慢性腎不全 | J690 |
| 88 | 2022 | 慢性腎不全 | J690 | 慢性うっ血性心不全 | J3809 | 慢性うっ血性心不全 | J3809 |
| 87 | 2022 | 慢性うっ血性心不全 | J690 | 肺炎 | J690 | 肺炎 | J690 |
| 81 | 2022 | 転移性肝腫瘍 | I500 | 慢性うっ血性心不全 | I500 | 慢性うっ血性心不全 | I500 |
| 80 | 2022 | くも膜下出血 | I620 | 脳出血 | I620 | 脳出血 | I620 |
| 82 | 2022 | 肺炎 | C609 | 直腸癌 | C609 | 直腸癌 | C609 |
| 90 | 2022 | 肺癌 | J183 | 肺炎 | J189 | 肺炎 | J189 |
| 88 | 2022 | 肺癌 | J690 | 細菌性肺炎 | D890 | 細菌性肺炎 | D890 |
| 86 | 2022 | 左腎盂癌 | C343 | 肺癌 | C343 | 肺癌 | C343 |
| 82 | 2022 | 敗血症 | C65 | 腎盂癌 | C65 | 腎盂癌 | C65 |
| 51 | 2022 | 急性膵炎 | J690 | 敗血症性肺炎 | J690 | 敗血症性肺炎 | J690 |
| 86 | 2022 | 乳癌 | J469 | 慢性閉塞性肺疾患 | J690 | 慢性閉塞性肺疾患 | J690 |
| 88 | 2022 | 感染性腸炎 | J690 | 感染性腸炎 | J690 | 感染性腸炎 | J690 |
| 88 | 2022 | 閉塞性腎盂腎炎 | N10 | 気腫性腎盂腎炎 | N10 | 気腫性腎盂腎炎 | N10 |
| 94 | 2022 | 敗血症 | A419 | 敗血症性ショック | A419 | 敗血症性ショック | A419 |
| 89 | 2022 | 肺炎 | J690 | 細菌性肺炎 | J690 | 細菌性肺炎 | J690 |

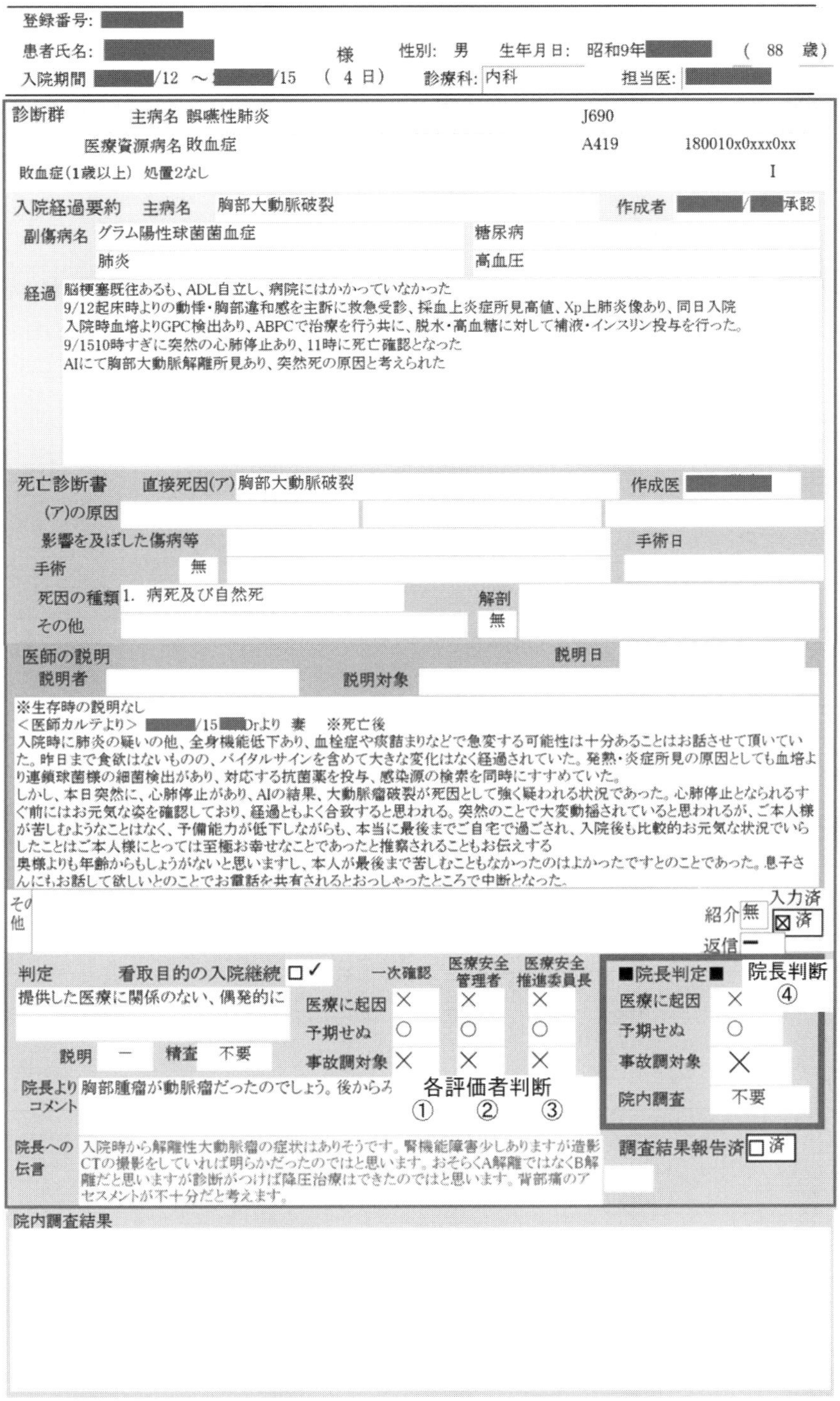

登録番号：████

患者氏名：████ 様　性別：男　生年月日：昭和9年████（88 歳）

入院期間 ████/12 〜 ████/15　（ 4 日）　診療科：内科　担当医：████

---

診断群　主病名 誤嚥性肺炎　　　　　　　　　　　　　J690
　　　　医療資源病名 敗血症　　　　　　　　　　　　A419　　180010x0xxx0xx
敗血症（1歳以上）処置2なし　　　　　　　　　　　　　　　Ⅰ

入院経過要約　主病名　胸部大動脈破裂　　　　　作成者 ████/██承認

副傷病名 グラム陽性球菌菌血症　　　　　　糖尿病
　　　　　肺炎　　　　　　　　　　　　　　高血圧

経過　脳梗塞既往あるも、ADL自立し、病院にはかかっていなかった
　　　9/12起床時よりの動悸・胸部違和感を主訴に救急受診、採血上炎症所見高値、Xp上肺炎像あり、同日入院
　　　入院時痰塗よりGPC検出あり、ABPCで治療を行う共に、脱水・高血糖に対して補液・インスリン投与を行った。
　　　9/1510時すぎに突然の心肺停止あり、11時に死亡確認となった
　　　AIにて胸部大動脈解離所見あり、突然死の原因と考えられた

死亡診断書　直接死因(ア) 胸部大動脈破裂　　　　　作成医 ████
　(ア)の原因
　影響を及ぼした傷病等　　　　　　　　　　　　　手術日
　手術　　　　　無
　死因の種類 1. 病死及び自然死　　　　　解剖
　　その他　　　　　　　　　　　　　　　　無
　医師の説明　　　　　　　　　　　　説明日
　　説明者　　　　　　　　説明対象

※生存時の説明なし
＜医師カルテより＞ ████/15 Drより 妻　※死亡後
入院時に肺炎の疑いの他、全身機能低下あり、血栓症や痰詰まりなどで急変する可能性は十分あることはお話させて頂いていた。昨日まで食欲はないものの、バイタルサインを含めて大きな変化はなく経過されていた。発熱・炎症所見の原因としても血培より連鎖球菌様の細菌検出があり、対応する抗菌薬を投与し、感染源の検索を同時にすすめていた。
しかし、本日突然に、心肺停止があり、AIの結果、大動脈瘤破裂が死因として強く疑われる状況であった。心肺停止となられるすぐ前にはお元気な姿を確認しており、経過ともよく合致すると思われる。突然のことで大変動揺されていると思われるが、ご本人様が苦しむようなことはなく、予備能力が低下しながらも、本当に最後までご自宅で過ごされ、入院後も比較的お元気な状況でいらしたことはご本人様にとっては至極お幸せなことであったと推察されることもお伝えする
奥様よりも年齢からもしょうがないと思いますし、本人が最後まで苦しむこともなかったのはよかったですとのことであった。息子さんにお話して欲しいとのことでお電話を共有されるとおっしゃったところで中断となった。

その他　　　　　　　　　　　　　　　　　　　　　紹介 無　入力済 ☒済
　　　　　　　　　　　　　　　　　　　　　　　　返信 −

| 判定　看取目的の入院継続 □✓ | 一次確認 | 医療安全管理者 | 医療安全推進委員長 | ■院長判定■ 院長判断 ④ |
|---|---|---|---|---|
| 提供した医療に関係のない、偶発的に | | | | |
| 医療に起因 | × | × | × | 医療に起因 × |
| 予期せぬ | ○ | ○ | ○ | 予期せぬ ○ |
| 説明 −　精査 不要　事故調対象 | × | × | × | 事故調対象 × |
| 院長よりコメント 胸部腫瘍が動脈瘤だったのでしょう。後からみ | 各評価者判断 ① | ② | ③ | 院内調査 不要 |

院長への伝言　入院時から解離性大動脈瘤の症状はありそうです。腎機能障害少しありますが造影CTの撮影をしていれば明らかだったのではと思います。おそらくA解離ではなくB解離だと思いますが診断がつけば降圧治療はできたのではと思います。背部痛のアセスメントが不十分だと考えます。

調査結果報告済 □済

院内調査結果

【図 2-1 ■ 死亡症例管理・個票】

　当該制度の対象患者とはならなくても、院内で調査が必要な場合もあるため、当該制度の判定の他に、院内調査の要否を判定する欄も作成した（図2-1）。院内で内製しているシステムのため、必要に応じて改修が可能である。運用開始以降これまでに、評価者から病院長への伝

言と病院長からのコメント、院内調査結果の概要、調査結果報告済みフラグ、紹介の有無、返信の有無の入力欄を追加し、さらに、管理を容易にするため、これらの追加項目をリスト上にも表示した。

　対象症例になる可能性のある症例の調査、証拠保全等を速やかに行うためには、前述のように、死亡症例を電子カルテや救急データベースから把握するだけでなく、場合によっては、患者さんが亡くなる前から、関係職員間で情報共有しておくことも大切である。

# 第3章

# 本指針の対象

## 1 本指針の利用者は誰か？

　本指針は、管理者と共に、医療安全委員会、医療事故調査委員会など、院内の医療安全管理の担当者に活用していただくことを想定している。

　普段は、本指針を参考にして院内体制の整備状況の確認、職員教育を行い、医療事故発生時には、実際の医療事故調査に使用していただきたい。

## 2 院内事故調査の対象はどのような事例か？

　医療事故（および関連事象）は、患者への健康障害の程度に応じて区分される（表3-1）。レベル0～1がヒヤリ・ハット、レベル2～5が有害事象である。更に、被害の範囲を患者のみに限定せず、訪問者、医療者への健康障害、病院施設への損害を含める考え方もある。本指針では、対象を患者の健康障害に限定する。

　レベル3b以上の医療事故に対しては、緊急対策会議を速やかに開催する。緊急対策会議は、通常は、医療安全管理者、診療・看護部門・事務部門の管理者、当事者等より構成される。主な構成員はあらかじめ決めておくことが望ましい。

## 3 医療事故調査制度の対象はどのような事例か？

　医療事故調査制度の対象は、当該病院等に勤務する医療従事者が提供した医療に起因し、又は起因すると疑われる死亡又は死産であって、当該管理者が当該死亡又は死産を予期しなかった事例である（資料8-5医療法第6条の10、資料11参照）。過誤の有無は問わない。

**【表 3-1 ■ 医療事故レベル分類】**

| 影響レベル<br>(報告時点) | 傷害の<br>継続性 | 傷害の<br>程度 | 内容 |
|---|---|---|---|
| レベル 0 | ― | ― | エラーや医薬品・医療用具の不具合が見られたが、患者には実施されなかった |
| レベル 1 | なし | ― | 患者への実害はなかった（何らかの影響を与えた可能性は否定できない） |
| レベル 2 | 一過性 | 軽度 | 処置や治療は行わなかった（患者観察の強化、バイタルサインの軽度変化、安全確認のための検査などの必要性は生じた） |
| レベル 3a | 一過性 | 中等度 | 簡単な処置や治療を要した（消毒、湿布、皮膚の縫合、鎮痛剤の投与など） |
| レベル 3b | 一過性 | 高度 | 濃厚な処置や治療を要した（バイタルサインの高度変化、人工呼吸器の装着、手術、入院日数の延長、外来患者の入院、骨折など） |
| レベル 4a | 永続的 | 軽度～中等度 | 永続的な障害や後遺症が残ったが、有意な機能障害や美容上の問題は伴わない |
| レベル 4b | 永続的 | 中等度～高度 | 永続的な障害や後遺症が残り、有意な機能障害や美容上の問題を伴う |
| レベル 5 | 死亡 | ― | 死亡（原疾患の自然経過によるものを除く） |

国立大学病院医療安全管理協議会作成

# 第**4**章

# 用語の定義

　医療事故調査に関する用語を定義する。他分野や他の目的では、別の定義があることに留意を要する。

## 1. 医療

　狭義には、医の行為 (medical care)、すなわち、診療 (診断と治療：diagnosis and treatment)、である。

　広義には健康に関するお世話 (health care) である。療養ともいう。

## 2. 事故

　予期せず、意図せずに発生する不具合をいう。

## 3. 医療事故

　一般には、過誤の有無に関係なく、医療行為に起因する予期しない不具合（結果）をいう。健康障害の有無、過誤、過失の有無を問わない。

　医療事故調査制度においては、当該病院等に勤務する医療従事者が提供した医療に起因し又は起因すると疑われる死亡又は死産であつて、当該管理者が当該死亡又は死産を予期しなかつたものとして厚生労働省令で定めるものをいう（医療法第 6 条の 10）。

## 4. 医療に起因する （資料 9-3、資料 9-4、資料 10-3、資料 11 参照）

　提供した医療が要因である又は要因と疑われる。

## 5. 予期しない （資料 9-3、資料 9-4、資料 11 参照）

　提供した医療で起こると考える一定の割合・確率又は程度を超えること。

## 6. 医療過誤

　過失によって発生した医療事故をいう。健康障害の有無は問わない。予定外の行為をした場合（誤作為）と、予定の行為をしなかった場合（不作為）がある。

## 7. ヒヤリ・ハット事例

　医療事故のうち、患者に影響が及ぶ前に発見された事象、あるいは、患者に影響が及んだものの、健康障害が軽微あるいは生じなかった事象（偶発事象）をいう。インシデントともいう。

## 8. インシデント報告 （偶発事象報告）

　ヒヤリ・ハット事例（インシデント）の報告をいう。（偶発）事象報告ともいう。事例を分析し、類似事例の再発や、医療事故・医療過誤の発生を未然に防止することが主な目的である。

## 9. アクシデント報告 （事故報告）

　一般の事故の定義では、患者あるいは医療従事者等に健康障害を及ぼした事例（アクシデントという）の報告をいう。事故報告ともいう。

本制度における医療事故の定義は異なる。詳細は、表1–2参照。

なお、インシデントかアクシデントかは、分析の結果判明することが多いので、事象発生の報告においては、両者の区別を厳密にする意味はない。

## 10．エラー・過誤

①計算、観察、または測定もしくは条件と、特定されまたは理論的に正しい値もしくは条件との間の不一致をいう（JIS Z8115：2000）

②計画した活動を意図したとおりに実施できないこと、または不適切な計画に基づいて行動すること（WHO　重要概念の定義）

## 11．リスク

危害の発生確率およびその危害の度合の組合せ（JIS Z 8051：2015）と定義されていたが、目的に対する不確かさの影響（ISO3100：2018 年）に再定義された。

期待されている 結果に対する不確かさの影響（ISO9001：2015　DIS）

目的に対する不確かさの影響（ISO14001：2015　DIS）

組織にとって、脅威（起こりうる悪影響）又は機会（得られうる好影響）となる不確実な要因

以上の如く、使用目的によって定義が異なる。良い方向への影響もリスクととらえる傾向にある。

## 12．安全

許容不可能なリスクがないこと（JIS Z 8051：2015）

## 13．ヒューマンエラー

意図しない結果を生じる人間の行為（JIS Z8115：2000）

## 14．ヒューマンファクター

①機械システムを安全に、しかも有効に機能させるために必要とされる、人間の能力や限界、特性（人的要因・人間要因）

②機械システムを安全に、しかも有効に機能させるために必要とされる、人間の能力や限界、特性などに関する実践的学問（人的要因を体系的に扱う学問・知識体系）

## 15．ヒューマンファクターズ

人間が本来持っている生理的、心理的、社会的な特性や行動様式に合わせて、機械・システムなどの環境を改善して、人間の行動や生活を最良のものにする知識体系・総合的な学問。

機械やシステムを安全にしかも効率的に機能させるために必要とされる人間の能力や限界、基本的特性などに関する知見や手法を研究する学問である」（黒田、2001）

## 16．信頼性

アイテムが与えられた条件の下で、与えられた期間、要求機能を遂行できる能力（JIS Z8115：2000）

## 17．合併症

①提供した医療に起因して発症する疾病、症状又は状態

②ある疾病に起因して起こる別の疾病

医療事故調査においては、①の意味で用いる。

## 18．併発症

提供した医療とは関係なく、発症した又は発症する疾病又は症状。

その他の用語については、資料1、資料2を参照いただきたい。

# 第5章

# 医療事故調査・支援センターへの
# 報告はどうするか？

　医療事故調査制度の対象事例と判断した場合および調査終了後には、医療法第6条の10に関する省令・通知により、以下を遅滞なく医療事故調査・支援センターへ報告しなければならない（第7章1、資料11参照）。

## 1 医療事故発生報告

**〈医療事故調査制度対象事例と判断した時の報告項目〉**

①医療事故の生じた日時 / 場所 / 診療科

②医療事故の状況

　・疾患名 / 臨床経過等

　・報告時点で把握している範囲

　・調査により変わることが前提であり、その時点で不明な事項については不明と記載する

③連絡先

④医療機関名 / 所在地 / 管理者の氏名

⑤患者情報（性別 / 年齢等）

⑥医療事故調査の実施計画の概要（調査計画と今後の予定）

⑦その他管理者が必要と認めた情報

## 2 医療事故調査報告

**〈院内医療事故調査終了後の報告項目〉**

①日時、場所、診療科

②医療機関名、所在地、連絡先

③医療機関の管理者の氏名

④患者情報（性別、年齢等）

⑤医療事故調査の項目、手法および結果

　・調査の概要（調査項目、調査の方法）

　・臨床経過（客観的事実の経過）

　・原因究明の結果（原因不明の場合もある）

　・再発防止策を検討した場合はその結果

　・当該医療従事者や遺族が報告書の内容について意見がある場合はその内容

⑥その他

　・報告書の冒頭に「個人の責任を追及するためのものではないこと」を明記する

・当該医療従事者等の関係者は匿名化する
・院内調査の内部資料は含めない

# 第6章

# 事故調査の概要

いつまでに何をすれば良いか？

## 1 事故発生直後

①救命あるいは健康障害軽減のための治療・処置

②必要に応じて支援要請

③病棟師長あるいは管理当直師長、医長あるいは当直医に報告

④医療安全管理者や病院長に報告

⑤家族等に連絡・説明

## 2 事故発生後 24 時間以内

①状況の把握（関係者の聞き取り）と概要の取りまとめ

②現状保全と証拠保全

③緊急対策会議の開催

④病理解剖および / 又は Ai（Autopsy Imaging：死亡時画像病理診断）の必要性の判断

⑤院内事故調査委員会設置の是非の判断

⑥第三者機関への報告の必要性の判断

⑦警察署への報告の必要性の判断

⑧行政機関（保健所等）への報告の必要性の判断

## 3 医療事故調査制度に該当する事案と判断した場合

①院内医療事故調査を開始する。

②医療事故調査・支援センターに報告する事を遺族に説明する。

③医療事故調査・支援センターに遅滞なく報告する。期日は規定されていないが、第5章に記述した報告事項に関して調査し、判明した範囲で、不明は不明として報告する。

## 4 1 週間以内

①医療安全管理者等による情報収集（時系列情報の整理）

②院内事故調査委員会の設置

③遺族の対応窓口・担当者の決定

④遺族への進捗状況の報告（毎日）

⑤当事者（医療側）の支援

## 5 2週間以内

①日本医療機能評価機構　医療事故情報収集等事業への報告（報告義務病院のみ）

## 6 1ヶ月以内

①院外委員の選定（院外委員を入れる場合のみ）

②院内事故調査委員会による原因究明の開始

　　院内委員のみで構成される委員会：1～2週間に1回開催

　　院外委員が含まれる委員会：2～4週間に1回開催

③遺族への進捗状況の報告（適宜・週1回程度）

## 7 45日以内

①日本医療機能評価機構　評価事業部への報告（病院機能評価認定病院のみ）

## 8 6ヶ月以内

①事故報告書の作成（弁護士による文言の確認を含む）

②遺族への進捗状況の報告（隔週程度）

③遺族への調査結果の説明

④調査結果の公表の是非を検討

## 9 医療事故調査制度による医療事故調査の終了後

①医療事故調査・支援センターへの調査結果の報告

②遺族への調査結果の説明

## 10 1年後

①原因究明に基づいた再発防止策の実施状況・効果を評価

# 第7章

# 事故発生直後および
# 24時間以内の対応

## 1 主治医、執刀医、現場の看護師等のすべきことは？

①**救命あるいは健康障害の軽減のための治療や処置**

②**使用済み医薬品・医療材料・医療機器等の現状保全あるいは回収**

③**適時の診療記録の記載**

④**医療安全管理者、病院長等に報告**

⑤**患者、家族に連絡・説明**

　病棟師長あるいは管理当直師長等が、状況の説明のために来院するように家族に連絡する。主治医と上級医、もしくは師長等が複数で状況を説明する。1人で説明しない。説明する人、場所、言葉遣い等にも十分配慮する。

⑥**患者・家族に謝罪**

　過失の有無にかかわらず、主治医や関係する職員は、予期せぬ結果に対し申し訳ないという気持ちを伝える。原因等に関しては、事故調査を待って説明する。

⑦**警察署への届出について病院長の判断を仰ぐ**

　警察署への届出に関しては、明らかな犯罪行為でない場合には、病院としての判断を待つ。現場の判断で警察署に連絡してはいけない。また、警察署に連絡する前に病院側の準備を整える必要がある。準備を整えないままに連絡すると、必要な資料や情報が警察に押収され、警察による捜査が終了するまで、院内で検証できない場合がある（第16章参照）。

## 2 医療安全管理者のすべきことは？

①**状況把握**

　患者の経過と状態、外表の異状の有無（死亡の場合）、診療記録の記載内容、患者・家族への説明の状況、患者・家族の状況の理解度、院内各所への連絡状況等を確認する。

②**関係者に事情聴取**

　事故の概要を把握するに止め、詳細な事情聴取は後日行う。

③**時計の誤差を確認**

　壁掛け時計、腕時計、電子カルテ、医療機器、PHS等は時間がずれていることがある。記録作成時に参照した時計を確認し、時間の誤差を修正して記録を作成する必要がある。

　この際に、記録の改ざんと誤解されないように注意する。記載された時刻変更の根拠、誰が記録を変更したかがわかるようにする。

④**使用した物品等の回収と保管**

　使用済みの医薬品・衛生材料、医療器具を廃棄処分される前に回収し保管する。使用した医

療機器に記録されたログ等を出力する。次の物品の回収・保管が必要である。

ⅰ．診療記録（外来・入院診療録、温度板、検査データ、画像データ等）
ⅱ．医療機器のログ（輸液・輸注ポンプ、生体情報モニター、人工呼吸器等）
　　電源を切るとログが残らない機器もある。
ⅲ．検体（血液、尿、臓器等）
ⅳ．使用した医薬品・衛生材料・医療器具

**⑤病院長に報告**

　把握した情報をまとめ、事故の概要を病院長に報告し、レベル 3b 以上の事例なら緊急対策会議の開催を要請する。

**小規模病院では** ━━━━━━━━━━━━━━━━━━━━━━━━━━━

　専従や専任の医療安全管理者がいない場合は、病院長が、看護部長もしくは医療安全管理委員会の委員等の中から適切な人員を選出し、上記の業務に当たらせる。

## 3 病院長のすべきことは？ (図7-1)

**①緊急対策会議の開催を指示**

　医療安全管理者等から、レベル 3b 以上の事例について報告を受けたら、発生から 24 時間以内に緊急対策会議の開催を指示する。緊急対策会議は、通常は、医療安全管理者、診療・看護・事務部門の責任者、当事者等より構成される。構成員はあらかじめ決めておくことが望ましい。

**②緊急対策会議の示した行動計画を承認**

　緊急対策会議で決定した内容や、警察署への届出の内容、行政機関への報告の内容について確認し、必要な修正を加えたうえで、行動を承認する。病院長の承認なしに、外部機関に報告してはならない。

## 4 緊急対策会議で検討することは？

①警察署への届出の必要性
②行政機関（保健所等）への報告の必要性
③保険会社、顧問弁護士などへの報告
④病理解剖または Ai（Autopsy Imaging：死亡時画像診断）の必要性
⑤院内事故調査委員会の設置の必要性
⑥公表の必要性
⑦患者・家族への対応窓口
⑧対外的な対応窓口
⑨第三者機関への報告の必要性

　医療事故調査制度における報告対象事例と判断した場合には、速やかに遅滞なく医療事故調査・支援センターに報告する。その時点で分かる範囲内の事項を報告する（第 5 章参照）。

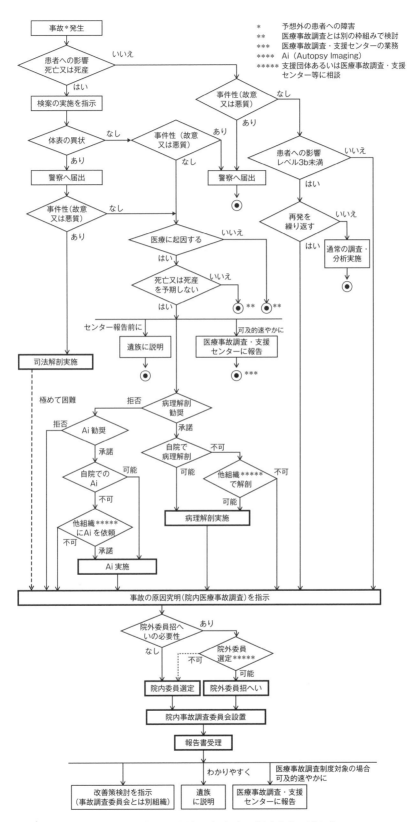

**【図7-1▪事故発生後の病院長の意思決定の流れ】**

## 5 警察署への届出の必要性の判断は？

　診療関連死であるか否かにかかわらず、医師が死体の外表を見て異状を認めた場合は、24時間以内に警察署へ届け出る義務がある（医師法第 21 条）。

　故意あるいは明らかに事件性を認めた場合には、医師法第 21 条に関係なく、病院長に報告すると共に、直ちに警察署に届け出る。

　診療関連死や医療過誤が疑われる場合でも、外表に異状を認めない場合、医師は警察署への届出の義務を負わない。

　法医学会の解釈等を契機に、医師法第 21 条が拡大解釈されて、医師は診療関連死や医療過誤を警察署に報告する義務があると一部で誤認されていた。しかし、2012 年 10 月 26 日の第 8 回医療事故に係る調査の仕組み等のあり方に関する検討部会において、厚生労働省医政局医事課長が過去の最高裁判決を引用し、「検案」の定義と「リスクマネージメントマニュアル作成指針」の適用範囲を明示したことにより、医師法第 21 条の立法の趣旨に戻った。

**（参考）**

①医師法第 21 条　医師は、死体又は妊娠 4 月以上の死産児を検案して異状があると認めたときは、24 時間以内に所轄警察署に届け出なければならない。

② 2012 年 10 月 26 日　第 8 回医療事故に係る調査の仕組み等のあり方に関する検討部会　議事録　https://www.mhlw.go.jp/stf/shingi/2r9852000002pfog.html

## 6 医療事故調査・支援センターに報告すべき事案は何か？

　医療事故調査・支援センターに報告すべき事案は、当該病院等に勤務する医療従事者が提供した医療に起因し、又は起因すると疑われる死亡又は死産であって、当該管理者が当該死亡又は死産を予期しなかったものである。火災や天災によるものや、合併症（併発症）や偶発症、原病の進行、自殺、院内で発生した殺人・傷害致死等は報告の対象とならない。また、事案の発生後の事情聴取で医療従事者が患者の死亡または死産を予期していたと認められるもの、または、医療従事者がその危険性を術前に患者等へ説明していたもの、または、医療従事者がその危険性を診療録等の文書に記録していたものも報告の対象とならない。報告の有無は病院長が判断する。判断に迷う場合は、医療事故調査・支援センターまたは支援団体に相談できる（資料 11 参照）。

## 7 病理解剖の要否の判断は？

　予期しない死亡、死因が不明な場合、特に、医療側の過失が疑われる場合もしくは後日紛争に発展する可能性がある場合は、病理解剖を勧める。また、勧めた事実を記録しておく。病院の設備・体制面の制約により病理解剖が実施できない場合は、支援団体や医療事故調査・支援センターの支援を受けることができる。また、補助的手段として Ai を実施しても良い。自施設で Ai が実施できない場合、支援団体や医療事故調査・支援センター、他院や一般財団法人Ai 情報センター（https://autopsyimaging.com/）に依頼することもできる。

# 8 どこに（誰に）報告するか？

## ①警察署

患者が死亡し、検案の結果、外表に異状が認められる場合、医師法第21条に基づいて、24時間以内に所轄の警察署へ届け出る。

## ②医療事故調査・支援センター

医療法第6条に基づいて、病院、診療所または助産所の管理者は、医療に関連し、予期せず患者が死亡した場合には、院内事故調査を行うと共に、遅滞なく医療事故調査・支援センターに届け出る。明確な報告期限は定められていないが、報告すべき事案であると判断された時点で、可能な限り速やかに報告する必要がある。更に、院内医療事故調査が終了した時点で、改めてその結果を報告する必要がある。

**〈報告の基準〉**

当該病院等に勤務する医療従事者が提供した医療に起因し、又は起因すると疑われる死亡又は死産であって、当該管理者が当該死亡又は死産を予期しなかつたもの。詳細は第7章の6を参照。

**〈報告する項目〉**

当該医療事故の日時、場所および状況その他厚生労働省令で定める事項（第5章参照）

## ③日本医療機能評価機構　医療事故情報収集等事業

医療法施行規則第12条に基づく。国立高度専門医療研究センター、国立ハンセン病療養所、国立病院機構の病院、大学病院（本院のみ）、特定機能病院等に報告義務が課せられている。事故発生後2週間以内に報告書を提出する。報告の基準と項目は次の通り。

（医政発第0921001号、平成16年9月21日）

**〈報告の基準〉**

誤った医療または管理を行ったことが明らかであり、その行った医療または管理に起因して、患者が死亡し、もしくは患者に心身の障害が残った事例または予期しなかった、もしくは予期していたものを上回る処置その他の治療を要した事案。

誤った医療または管理を行ったことは明らかでないが、行った医療または管理に起因して、患者が死亡し、もしくは患者に心身の障害が残った事例または予期しなかった、もしくは予期していたものを上回る処置その他の治療を要した事案。（行った医療または管理に起因すると疑われるものを含み、当該事案の発生を予期しなかったものに限る。）

上記のほか、医療機関内における事故の発生の予防および再発の防止に資する事案。

**〈報告する項目〉**

・当該事案が発生した日時、場所および診療科名
・性別、年齢、病名その他の当該事案に係る患者に関する情報

- ・職種その他の当該時間に係る医療関係者に関する情報
- ・当該事案の内容に関する情報
- ・上記のほか、当該事案に関し必要な情報

#### ④日本医療機能評価機構　病院機能評価事業

「病院機能評価認定に関する運用要項（20210401 版）＊」第 21 項に重大な医療事故等への対応が規定されている。

---

**第 21　重大な医療事故等への対応**

1 認定病院は、認定有効期間中に発生した事故等について、別に定める重大な事故等に該当すると認識してから 45 日以内に下記の事項を含む「医療事故報告書」（45 日以内に完成していない場合は、作成中の「医療事故報告書」でもよい。）を評価機構に提出するものとする。

(1) 事故発生前後の詳細な事実経過

(2) 事故発生の原因の分析（医療安全に関連する評価項目の適合状況の詳細な検討を含む。）

(3) 患者・家族への説明の経緯、および患者・家族の病院に対する意見と具体的対応

(4) 行政、保健所等への報告の状況、および警察への届け出の有無

(5) 事故後に行った再発防止のための具体的方策と期待される効果

(6) 事故発生の 1 年前から医療事故報告書提出日までの医療安全に関連する委員会記録、医療安全関連の研修・教育の実績、および医療安全指針や関連する業務マニュアル等の資料

(7) その他　略

＊ https://www.jq-hyouka.jcqhc.or.jp/wp-content/uploads/2019/11/20210401_unyouyoukou.pdf

---

#### ⑤行政（保健所、都道府県）

都道府県は病院の開設について許認可権を有する。法令では明示されていないが、保健所を介して知事に届け出ることを勧める。その後の対応について助言を受けることができる。

#### ⑥厚生労働省地方厚生局

特に求めのある場合のみ。

#### ⑦文部科学省

特に求めのある場合のみ。

#### ⑧地域の医師会

特に求めのある場合のみ。相談機能を有する場合は状況に応じて報告しても良い。

#### ⑨顧問弁護士、保険会社

必要に応じて、契約している弁護士や損害賠償保険等の保険会社に報告する。保険会社の弁

護士の助言を得ることが可能な場合もある。

⑩**上部組織・団体**

必要に応じて、法人の上部組織・団体へ報告する。

## 9 警察署に報告する前にすべきことは？

①**状況経過の事実確認**

②**証拠の保全**

警察による証拠の押収に備え、紙カルテ・伝票等の複写、使用した物品の写真撮影等を行う。

③**過失・過誤の有無判断**

④**院内事故調査体制の確認**

⑤**家族への対応方針確認**

⑥**事情聴取の心得の説明**

顧問弁護士等と連携し、事情聴取の心得を関係者に説明する（第16章参照）。

## 10 遺族へどのように話すか？

過失の有無にかかわらず、遺族の期待に応えられなかったことに対し申し訳ないという気持ちを伝える。推測は避け、事実のみを伝え、分からないことは分からないと伝える。主治医など、既に信頼関係を構築できている者が説明する。救急搬送された患者など、信頼関係が構築できていない場合、然るべき立場の医師が説明する（第14章参照）。

医療事故調査制度の対象の場合には、遺族に対し、状況の説明と、医療事故調査・支援センターに報告することとその内容に加え、次の事項を説明しなければならない。(資料11参照)
・制度の概要
・解剖やAiの同意取得のための事項（必要に応じて）
・血液等の検体保存が必要な場合の説明

医療事故調査制度の対象事例では、院内医療事故調査が終了したあと、遺族にその結果を説明しなければならない。口頭または書面（報告書もしくは説明用資料）もしくはその両方の、適切な方法で説明する。その際、遺族が希望する方法で説明するように努めなければならない。

## 11 解剖を勧めるべきか？

①**死因が不明もしくは疑義がある場合**

主治医は、可能な限り病理解剖を勧めるべきである。病理解剖には遺族の同意が必要であり、遺族が望まない場合は病理解剖を実施できない。

自院の人的、設備的制約により病理解剖ができない場合は、他院もしくは支援団体、医療事故調査・支援センター等の支援で病理解剖を勧める。死因を特定することは、事故の再発防止と将来の紛争の予防につながる。

### ②司法解剖の場合

警察が必要と認めた場合、遺族や医療者の同意がなくとも司法解剖が実施される。ただし、解剖の結果は、捜査が終了するまで長期間にわたり遺族側にも医療側にも伝えられないため、院内での原因究明に支障をきたす場合がある（第16章参照）。

### ③他院もしくは支援団体等による病理解剖

事故が起きた病院での病理解剖を遺族が望まない場合、他院もしくは支援団体、医療事故調査・支援センター等の支援で解剖を依頼することができる。ただし、解剖の受け入れには限界があり、依頼者の希望通りに調査が進むとは限らない。

### ④ Ai（Autopsy Imaging：死亡時画像診断）の実施

遺族の同意を得られないなどの理由で、病理解剖ができない場合、死因究明の補助的手段としてAiを勧める。Aiで問題が指摘された症例では病理解剖の承諾を得やすいとされている。自院にAiを実施する体制がない場合は、支援団体や医療事故調査・支援センター、一般財団法人Ai情報センターに依頼することも可能である。

**小規模病院では**

自院では病理解剖やAiができない場合、支援団体や医療事故調査・支援センター、勤務医の出身大学や近隣の大規模病院、日本医療安全調査機構、Ai情報センターなどの支援を受けて、外部機関での病理解剖やAiの実施を検討する。

## 12 死亡診断書はどのように書くか？

### ①死因が不明もしくは疑義がある場合

死因が特定できないときは、「死亡の原因」の欄に「不明」と記載する。

過失の有無に関係なく、病理学的死因を記載する。直接の死因は判明しているが、その原因の判断がつかない場合、直接の死因を上位の欄に記載し、その原因として、下位の欄に「不明」と記載する。

直接の死因と関係ない入院時の病名等を記載すると、後日、過失による影響が指摘された場合、刑法第158条の偽造公文書行使等もしくは刑法第160条の虚偽診断書等作成の罪で罰せられる可能性がある。

### ②明らかな過失がある場合

過失により生じた傷病名を記載する（「出血性ショック」、「多臓器不全」等）。

その原因の欄は空欄にし、特定の傷病名は記載しない。

# 第8章
# 院内事故調査委員会の設置

## 1 設置の是非をどのように判断するか？ (図8-1)

　医療安全管理者は、事故の発生から24時間以内に関係者に聞き取り調査を行い、事故の概要を把握する。その情報をもとに、緊急対策会議において、患者への影響の大きさに基づいて、院内事故調査委員会の設置の是非を検討する。

　その際、事故発生の予見可能性、事故結果の回避可能性、医療側の過失の有無等は重要ではあるが、法的判断が必要なので、院内事故調査委員会とは別の組織で検討する。患者・家族への事前の説明と同意、事故後の遺族の納得を得られるか等も別に検討する。

## 2 いつ開催するか？

①初回の院内事故調査委員会は、事故の発生から1週間以内に開催する。
②月1回から2回の頻度で、おおむね3回から5回開催する。
③半年以内に報告書をまとめる。
④院外委員を含める場合、人選と日程調整に時間をとられるため、最初の会合は事故の発生から1ヶ月以内に開催することが多い。

## 3 誰が参加するか？

①原因究明と共に、公正性と透明性を担保することを目的に、原則として当該事例に相応しい外部の専門医療者を参加させることが望ましい。
②遺族およびその代理人等が原因究明に参加すると、活発な議論を阻害する可能性もある。むしろ、利害関係のない第三者の参加により透明性の担保をはかるべきである。
③医療安全管理者、副院長、看護部長、事故に関連する部署の所属長（診療科長、師長等）、事故に関連した診療科の専門家（当事者以外）が参加することが多い。
④事故の専門性に応じて、薬剤師、臨床検査技師、臨床放射線技師、臨床工学技士等を加える。
⑤当事者（主治医、執刀医、看護師等）は本人の心理状況等を勘案して参加の有無を検討する。
⑥医療の水準や手技の適切性が課題になる場合、外部の専門家を参加させることが多い。
⑦原因が不明もしくは医療行為と結果の因果関係が不明な場合、外部の専門家を参加させることもある。
⑧医療安全の専門家（他病院の医療安全管理者等）や、産業界の安全の専門家、原因究明

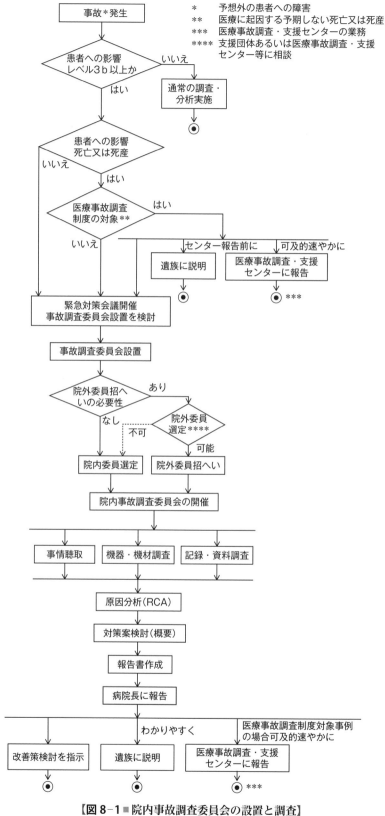

【図8-1▤院内事故調査委員会の設置と調査】

（RCA*等）の専門家を参加させることもある。

⑨外部の専門家を招へいする場合は、多くは当該事故に関連した診療科の医師を他病院から招へいする。

⑩顧問弁護士が参加する場合は、「院内委員」である。顧問弁護士の役割は、原因究明よりも、院内事故調査報告書の文言確認であることが多い。

⑪配布資料の準備、議事録作成等を行う事務職員を加える。

⑫院内事故調査委員会は病院長の諮問組織であり、病院長本人が当該委員会に参加することは避けるべきである。

\* RCA：Root Cause Analysis：根本原因分析（第 10 章参照）

〈参考〉某大学病院の例
**インシデント・アクシデントへの対応レベル分類表**

レベル A：外部調査委員を含めた事例調査会開催
レベル B：内部調査委員による事例調査会開催
レベル C：外部の専門家を交えた合同カンファレンスによる検討
レベル D：内部の専門家を交えた合同カンファレンスによる検討
レベル E：外部専門家からの意見（書）を求める
レベル F：内部専門家からの意見（書）を求める
レベル G：安全管理室による事例調査
レベル H：当該部署、関連 WG 内での調査後、安全管理部へ報告
レベル I：顧問弁護士報告、医療サービス課・医療問題対策委員会で検討
レベル J：経過観察、または事例集積後、改めて対応協議

**小規模病院では**

副院長、看護部長、事務部長、医局長、事故に関係する師長等が参加することが多い。小規模病院では、院内に専従や専任の医療安全管理者、もしくは医療安全や原因究明の専門家、当事者以外の事故に関連した診療科の医師等を確保できないことが多い。原因究明の客観性と透明性を担保するためにも、外部の専門家を院内事故調査委員会の委員として招へいするか、少なくとも外部の専門家の意見を聴取し、その内容を報告書に反映することが望ましい。

## 4 外部の専門家に求められる要件は？

①事故に関連した診療科の専門家（他病院の医師）
②関連する学会で、当該分野の専門家として認められている者（主に医師）
③病院または事故の当事者と利害関係がない者
④病院の医療水準を理解して分析できる者

外部の専門家を、病院長や勤務医を通して招へいする場合には、同じ出身大学の医師が選ば

れることが少なくない。客観性と透明性を担保するためには、医療事故調査等支援団体、各種学会、病院団体、職能団体等）に相応しい人物の紹介を依頼すると良い。全国組織である学会や病院団体に専門家の派遣を依頼する場合、遠方の医療機関から派遣される場合もあり、調査・分析に要する時間が長くなり、費用がかかる場合がある。各都道府県の医師会は、その地域の医療事故調査等支援団体を取りまとめている。都道府県の医師会に専門家の派遣を依頼すると、近隣の医療機関から専門家が派遣される場合が多い。ただし、紹介された人物が事故の原因究明に秀でているとは限らないため、結果として十分な原因究明に至らない場合もある。

　当該分野の専門家は、医療水準の高い大学病院等から招へいされることが多い。しかし、事故の発生した病院の医療水準や状況を理解せずに、大学病院の医療水準を当てはめて分析することは避けねばならない。

## 5　外部の専門家を招へいするにあたってあらかじめ決めておくべきことは？

　外部組織に専門家の紹介を依頼する場合に、あらかじめ決定すべきことを挙げる。

### ①資格

　個人の資格での参加（外部組織は個人を紹介するのみ）か、あるいは、学会等の外部組織を代表しての参加であるかを明確にする必要がある。後者では、報告書作成・公表の際に、外部組織の承認を必要とする。個人の資格で参加してもらう場合、事故報告書に当該委員・専門家の所属する組織名を記載してはならない。

### ②情報へのアクセスの保証

　原資料を含めてアクセスを保証する必要がある。ただし、当事者への事情聴取は本人の同意が必要である。

### ③結果の公表

　結果の公表方法・公表時期について、あらかじめ決めておく必要がある。

### ④合意形成の方法と少数意見の取り扱い

　外部専門家は院内事故調査委員会においては少数派となる。意見を多数と異にする場合の合意形成の方法、少数意見を報告書に記載するかなどの取り扱いについて決めておくとよい。

### ⑤費用

　病院が委員の旅費・宿泊費・日当などを負担すべきであるが、社会通念からかけはなれた金額は、誤解を招くことがあり適切でない。病院の規定がない場合には、国の委員会委員謝金規定などを参考にすると良い。

## 6　何をするか？　何をしてはいけないか？

　院内事故調査では、公正性と透明性が担保された組織により、事故の事実の確認、原因究明、再発防止策の提案等を行う。

　事故に遭った遺族は、①原因究明、②原状回復、③謝罪、④再発防止、⑤損害賠償を望むと言われている（医療被害者の五つの願い）。院内事故調査委員会には、これらの要望のうち、①原因究明を行い、④再発防止につなげる活動が望まれている。病院長は、その活動に対し、

組織面、金銭面等で十分な支援をしなければならない。

　記録の改ざん、憶測・推測の記載、個人の責任追及、委員会の席上での吊るし上げ等はしてはならない。また、当事者の職員を精神的に追い詰めてはならない。

## 7 事務局に必要な機能は？

　院内事故調査委員会は事務局機能を必要とするため、医療安全管理者のほかに、必ず1名以上の事務職員を加えるべきである。事務局には以下の業務の遂行が求められる。

### ①情報収集
　次の委員会が開催されるまでの期間に、必要な情報を収集する。当事者への追加の事情聴取、他の病院の事例等の収集、医療機器・薬剤製造会社等への問い合わせ、関連するガイドラインの収集、その他委員から指示のあった資料などを収集する。

### ②資料作成
　委員会開催時の配布資料を作成する。
ⅰ．事実経過を時系列にまとめた資料
ⅱ．診療録、温度板、検査データ、関係者から提出された報告書等
ⅲ．関係する医療機器の取扱説明書や薬剤の添付文書
ⅳ．現場の見取り図、現場の写真、証拠物品等
ⅴ．前回の議事録

### ③委員会の日程調整・進捗管理
　外部の専門家と院内職員の日程調整のほか、委員会が円滑に進むように各委員の作業の進捗を管理・監督・支援する。

### ④会議室の準備
　会議室の確保のほか、電子カルテの端末、プロジェクター、録音装置等を準備する。

### ⑤議事録作成
　要点をまとめた議事録の他に、逐語録も作成すると良い。逐語録の作成には大きな労力を要するため、事務職員の参加が不可欠である。

**小規模病院では**
　規模に関わらず上記の対応を要する。専従や専任の医療安全管理者が不在の場合は、病院長が適切な医療者（看護師等）と事務職員を1名ずつ選出する。

# 第9章

# 事情聴取

## 1 何のために事情聴取するか？

事情聴取をする目的は、事実を確認し、原因を究明し、その原因に対策を打ち、再発を防止するためであり、当事者の責任追及のためではない。

事実確認と原因究明は原則として別々に行う必要がある。したがって、一度に事情聴取する場合においても、目的を区別する必要がある。

事情聴取とは、文字通り、聞き取りであり、当該事象に関して、関係者に事実確認あるいは状況を聴取することである。意見を聞くこと、正当性、妥当性、苦情を聞くことが目的ではない。関係者がこの認識を共有しないと、首尾一貫した事実確認、原因究明やその後の適切な対策立案もできない。

医療法第6条の10に関する通知でも、医療機関の管理者が判断するに当たっては、当該医療事故に関わった医療従事者等から十分事情を聴取した上で、組織として判断することになっている。

## 2 誰が事情聴取するか？

医療安全管理実務担当者が行うが、当事者の上司の他、院内事故調査委員会の委員も含まれることがある。

当事者の聴取者としての参加は委員長や上層部の判断による。積極的に入れる考え方と、逆に、入れない考え方がある。院内事故調査委員会開催時には委員が事情聴取をすることになる。

### 小規模病院では

病院長自らが直接事情聴取することは避ける。当事者に必要以上の精神的負担をかけてはならない。

医療事故調査・支援センター又は支援団体の支援を得て調査する場合もある。

## 3 誰に事情聴取するか？

事情聴取の対象は、事故当事者、事故関係者、遺族等である。通常医療安全管理実務担当者が聞くことが多い。

## **4** いつ事情聴取するか？

　事情聴取は、事故発生直後から 24 時間以内に実施することが望ましい。通常、事故発生直後の時間確保・調整はかなり困難である。

　集中的に実施するか、あるいは、短時間に区切って実施するかには一長一短がある。時間的には、発生直後には主な当事者が揃っていることが多いので実施しやすい一方、情報は断片的で十分な事情聴取ができないこともある。時間を置くと記憶が薄れ、情報も消失していることもあり、逆に十分な事情聴取ができないこともある。短時間に区切る場合にはその都度、情報・記憶の再整理が必要となる。

　事案の複雑さや、目的に応じて、事情聴取の時期が異なる。

## **5** どこで事情聴取するか？

　事故発生現場あるいは当該部署で現状の映像を記録するとともに、簡潔な事情聴取をする場合がある。

　現状確認の必要がなければ、あるいは現状確認後に、会議室等で事情聴取する。

## **6** 何を事情聴取するか？

　目的により事情聴取する内容が異なる（図 1-1 医療事故参照）。

### ①事実（出来事）確認が目的の場合

　基本的には、いつ、だれが、何を、どこで、どのようにしたのか、また、その時の状況を業務工程表、業務工程図、あるいは手順に沿って聴く。

　以下を確認する。

ⅰ．業務工程図や手順・基準の有無

ⅱ．業務工程図等が現実に合っているか、実用可能か

ⅲ．当該業務に関する職員の配置状況

ⅳ．当該業務に関する教育体制

ⅴ．手順通りにしたか

ⅵ．手順通りでない場合は、手順を抜かしたか

ⅶ．手順通りでない場合は、手順にないことをしたか

ⅷ．手順通りしなかった（不遵守）ことを認識（意図）していたか

ⅸ．事情聴取した医療機器・設備等などのモノを含めた人、情報内容が整合しているか

ⅹ．手順通り、意図通りの行為にもかかわらず意図しない結果が発生したか

　以上に基づいて、出来事を時系列で記述（出来事流れ図を作成）する。

### ②原因究明が目的の場合

　事実確認、現状確認をし、出来事流れ図を作成した後に、問題と思われる出来事・行為の一つひとつについて、なぜ行ったかを聴取する。各事項に関して、なぜなぜと繰り返して掘り下げて原因・理由を確認する。これを、なぜなぜ分析という。

以下に該当する場合には、その原因・理由を聴く。

ⅰ．業務工程図や手順・基準がない

ⅱ．業務工程図等が現実に合っていない、実用可能でない

ⅲ．当該業務に関する職員の配置が不十分

ⅳ．知識や技術不足

ⅴ．当該業務に関する教育体制不備

ⅵ．手順通りでない場合は、手順を抜かした

ⅶ．手順通りでない場合は、手順にないことをした

ⅷ．手順を認識（意図）していたが、手順通りしなかった（不遵守）、できなかった

ⅸ．手順を認識（意図）しておらず、手順通りしなかった（不遵守）、できなかった

ⅹ．事情聴取した医療機器・設備等などのモノを含めたヒト、情報内容が整合しなかった

ⅺ．手順通り、意図通りの行為にもかかわらず意図しない結果が発生した

　ヒューマンエラー（忘れた、気づかなかった等）がその原因であった場合には、それで終わりにせず、その誘因や原因を更に聴取する。

## 7　どのように事情聴取するか？

　事情聴取の際は、以下に留意する。

①話しやすい環境を作る

②原因究明するためであり、責任追及の場ではないことを話す

③原因究明への協力を要請する

④希望する場合には、弁護士同席でも良いと伝える（病院の顧問弁護士ではなく別の弁護士が望ましい）

⑤話したくないときには話さなくても良いと伝える

⑥事実を述べないと不利になることがあると伝える

⑦不明な点は不明であると言うように勧める

⑧録音をする場合はあらかじめ伝える

⑨行為者とその業務の管理責任者を別々に事情聴取する

⑩必要に応じて、遺族にも事情聴取する

⑪必要に応じて、医療安全管理者にも事情聴取する

⑫看護師は交代勤務が多いので、勤務予定に合わせるか、勤務を調節する

⑬医師は特に勤務状況への配慮が必要である

⑭先入観を持たない

⑮１人に質問を集中しない

⑯直接の当事者よりも周辺の関係者から質問を進める

⑰予め主な質問事項を決めておく

⑱主観的ではなく、客観的な表現で質問し、客観的事実のみを積み上げて憶測を入れない

⑲事故内容の専門性により質問者が変わる場合がある

⑳自施設では専門家が不在で他施設の専門家による事情聴取が必要な場合や、自施設でも別の

専門家による事情聴取が必要な場合がある

㉑過失を非難して精神的に追い詰めない

㉒事情聴取によって当事者の業務負担が増加しないように配慮する

㉓当事者や質問者には事前に診療記録などの提示や事前説明が必要なこともある

㉔遺族の傍聴の可否を決める場合もある

㉕事実確認の段階ではなぜなぜと質問しない

㉖事情聴取メモは最終的にシュレッダーなどにかける

　この⑨の項は重要である。上司が同席する場合は、真実が出にくいこともある。

　また、実施した看護師と、当該業務手順を作成、実施を指導している師長クラスとは、事情聴取内容は自ずと異なる。

　部署内の業務を時系列にまとめ、部署間の時系列の整合をとる。そのためには関係者が一堂に会した方が良いが、逆に一堂に会することで、上下関係、部署間の関係で、正確な回答が出にくいほか、他者の発言に影響され、記憶が変質する難点もある。したがって、最初は個別に事情聴取し、各個人の見方を整理したうえで、改めて一堂に会して整合をとるために事情聴取するのが望ましい。事実関係についても原因についても医師同士、あるいは、職種間で意見が分かれていることも多い。よって、他職種にも理解できるような事情聴取を心がけ、どこまで理解できたか確認するとともに、当事者にもその都度、確認を取りながら事情聴取するのが良い。また、遺族がどう認識しているのか確認することも必要である。

## 8 遺族に対してどのように事情聴取するか？

①事故の現場に遭遇した家族（遺族）がいれば事情聴取する

②既往や患者の状態に関して、気づいた点があるか聴取する

③医療安全管理者が当該看護師長などと一緒に事情聴取する

④当事者が承諾すれば当事者同席で行う場合もある

⑤医療安全管理者が事情聴取するが、症状説明は主治医、当事者が行う場合が多い

⑥状況に応じて症状説明時に、医療安全管理者が入る場合もある

⑦不明、不満な点があり納得できないときには診療記録開示等ができることを伝える

　医療事故調査制度の対象の場合には、医療事故調査・支援センターに報告するに当たって、あらかじめ、医療事故に係る死亡した者の遺族又は医療事故に係る死産した父母その他の厚生労働省令で定める者に対し、厚生労働省令で定める事項を説明する必要がある。

　また、解剖又はAi（Autopsy Imaging：死亡時画像診断）が必要な場合の具体的実施内容などの同意取得や血液等の検体保存が必要な場合、遺族に説明する必要がある（資料11参照）。

## 9 発言や記録時間の食い違いをどうするか？

　事情聴取では、当事者間の発言の食い違いが時にある。第12章4節で述べる診療記録の食い違いと同様に早急に解決すべき課題である。以下の要領で対応する。

①事実を確認する

②不一致は修正しないでそのまま記載する

③良し悪しを判断しない

④責任の所在を判断しない

　状況に応じて、当事者を一堂に集めて、あるいは、個別に事情聴取して、食い違いの原因を検討する。食い違いの理由は多様で、その1つに職種による診療記録の記載・入力時刻の違いがある。

　看護師は即時に記録することが多く、医師は後追いで記録・入力することがあるので、記載・入力時刻に差がでてくる。これは電子カルテでも同様で、入力時刻の記録（タイムスタンプ）は正確であるが、事象が発生した時刻を正確に入力しているとは限らない。通常は問題にならないが、事故発生後には大きな問題となりうる。PHSの通話記録をもとに時刻を記載する者もいるが、PHS本体の時刻表示が正しいことを確認する必要がある。

## 10 事情聴取における問題点は何か？

　事情聴取における問題点は以下の通りである。

①蘇生等の救命処置で現場検証、事情聴取ができない

　時系列の記録を取る担当者を決めておく必要がある。

②救命処置と警察等への届出を同時に行う状況では、更なる事情聴取はできない

③救命処置等で迅速に診療記録の記載、入力ができない

④死因が確定できない事例では事情聴取の方向性が見えないことがある

　時系列に出来事の流れを聴取することは可能であり、正確に事実のみを確認する。

⑤同意書や説明内容が不明瞭で不備がある

　どのような意図で、どのような説明を患者・家族にしたのかを聴取し、できるだけ正確に記録することが必要である。不明瞭、不備の結果、どのような事象が生じたかを明らかにする。

⑥記録はあるが、運用手順が不明確である

　運用手順を改めて作成することはできないので、当該事例と類似の例では、通常どのような業務手順が行われていたかを事情聴取する。その手順と記録との齟齬を当事者に事情聴取する。

⑦免責を保証できない

　現行の法体系の下では免責を保証できないこと、話さない自由を有することを当事者に伝える。弁護士同席の希望を当事者に確認する。同席を希望する場合、病院と当事者は利害が相反する可能性があるので、病院の顧問弁護士ではなく、別の弁護士の同席が望ましい。同席の際には当事者が費用を負担する。

## 11 事情聴取の回数は？

　事情聴取は数回行う施設が多い。第1回目は事故の状況、調査内容など事実経過を確認する。2回目以降は1回目の質問・確認事項や患者状態の確認の他、原因究明や再発防止策などの参考資料とする。

## 12 診療記録で何を確認するか？

　時系列の出来事の順番と時刻や各職種間の関連性と整合性などを、事情聴取しながら一つひとつ診療記録で確認する。事情聴取と診療記録の不一致点・矛盾点を見つけることが必要である。食い違い部分は更に事情聴取を重ねて検証する。事情聴取によって生じた診療記録の記載・入力間違いはその理由・根拠を含めて、診療記録に記載・修正する。使い終わった事情聴取メモは報告書完成まで保管する。その後はシュレッダーにかけて処分する。

　診療記録は証拠として重要であり、事情聴取で確認後に履歴を残した上で診療記録を修正・追記することがある。この業務は、医療安全管理実務担当者、診療情報管理士が実施することが多い。診療記録と事情聴取内容の確認には、一堂に会して実施する施設、医療事故調査委員会委員長権限で実務担当者が各部署を訪問する施設、参考資料の収集・照合により確認する施設等がある。この確認のためにはそれ相応の資料も必要であり、その参考資料を集め、照合するのも医療安全管理実務担当者の業務である。また、医療用語は難しく、その理解が医療安全管理実務担当者、診療情報管理士には困難なことも多いので、必要に応じて病院が支援する。

　医療法第 6 条の 10 に関する省令では、当該死亡又は死産を予期しなかつたものとは、以下の事項のいずれにも該当しないと管理者が認めたものである。

1. 管理者が、当該医療の提供前に、医療従事者等により、当該患者等に対して、当該死亡又は死産が予期されていることを説明していたと認めたもの

2. 管理者が、当該医療の提供前に、医療従事者等により、当該死亡又は死産が予期されていることを診療録その他の文書等に記録していたと認めたもの

3. 管理者が、当該医療の提供に係る医療従事者等からの事情の聴取及び、医療の安全管理のための委員会（当該委員会を開催している場合に限る）からの意見の聴取を行った上で、当該医療の提供前に、当該医療の提供に係る医療従事者等により、当該死亡又は死産が予期されていると認めたもの

とされている。同通知では、一般的な死亡の可能性についての説明や記録ではなく、当該患者個人の臨床経過等を踏まえて、当該死亡又は死産が起こりうることについての説明および記録であることに留意することとされ、更に、患者等に対し当該死亡又は死産が予期されていることを説明する際には、医療法第 1 条の 4 第 2 項の規定に基づき、適切な説明を行い、医療を受ける者の理解を得るように努めることとあるので、そのような観点から診療録や同意書等を検証する必要がある（資料 11 参照）。

# 第**10**章
# 原因分析

## 1 どの分析手法を使うか？

　事故分析には種々の手法がある。

　著者らは、RCA（Root Cause Analysis　根本原因分析）を推奨し、医療安全管理者養成講習会でもRCAを採用している。RCAが他の手法と比較してすぐれている点は、診療における疾患の診断、治療計画策定、結果の評価の一連の思考経路と類似していることと、時系列に沿って網羅的・具体的に行為ごとになぜなぜと掘り下げて分析し、原因を究明できることである。

　出来事流れ図だけで分析することも可能であるが、真の原因に到達できず、単なる精神論的な「徹底する、周知する、確認する」というような再発防止策しか出てこない場合が多い。出来事流れ図を基に、なぜなぜ分析（図10-1）や背後要因分析をする方が、原因究明（図10-2）と再発防止策検討（表10-1）には役立つ。この段階を踏まないと真の原因に到達できない。出来事と予定・計画・手順・規定等との違いを明らかにし、事故の発端となった直接的な原因と共にその原因の背後要因を把握することが可能である。

　出来事流れ図を事故調査委員会で作成し、その後のなぜなぜ分析を各部門・部署で行う施設もある。詳細な業務工程図が作成されていると事故調査委員会で詳細な業務工程をもとにRCA分析をすることができる。看護部は手順・基準や業務工程図を作成し、RCAなどに慣

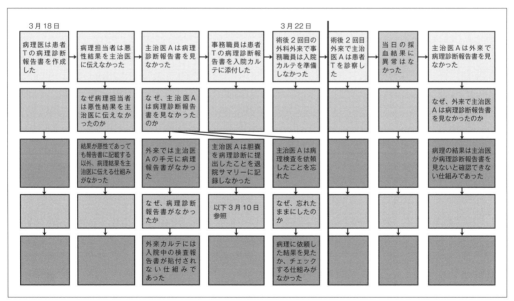

【図10-1■なぜなぜ分析（摘出胆嚢病理検査結果伝達不具合事例）一部】

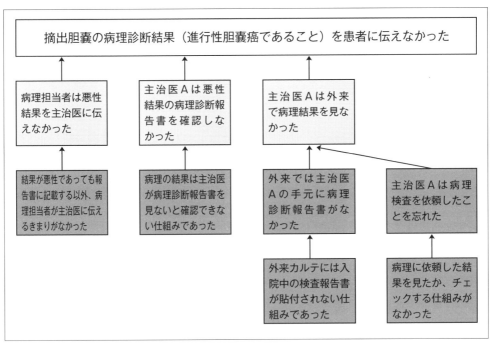

【図 10-2 ■ 因果図（摘出胆嚢病理検査結果伝達不具合事例）】

【表 10-1 ■ 再発防止策検討（摘出胆嚢病理検査結果伝達不具合事例）】

| 原因と結果の要約　1 | 結果が悪性であっても報告書に記載する以外、病理担当者が主治医に伝えるきまりがなかったため、悪性の結果が主治医に伝わらず、手術時の胆嚢の病理診断結果（進行性胆嚢癌であること）を患者に伝えなかった。 |
|---|---|
| 対策案 | 『病理担当者から主治医に電話連絡し、病理診断報告書を確認したら、確認サインをする』という院内ルールを作成する。報告書に病理連絡サイン欄、主治医確認サイン欄を追加する。 |

| 原因と結果の要約　2 | 病理の結果は主治医が病理診断報告書を見ないと確認できないしくみであり、主治医は悪性結果の病理診断報告書を確認しなかったために、手術時の胆嚢の病理診断結果（進行性胆嚢癌であること）を患者に伝えなかった。 |
|---|---|
| 対策案 | 病理依頼書記載の診断名と病理診断名が異なる場合には、病理担当者が主治医に連絡する。 |

| 原因と結果の要約　3 | 外来カルテには入院中の検査報告書が貼付されないしくみであったため、外来で主治医は病理診断報告書を確認することができず、手術時の胆嚢の病理診断結果（進行性胆嚢癌であること）を患者に伝えなかった。 |
|---|---|
| 対策案 | 入院患者の病理診断報告書は、入院カルテだけでなく外来カルテにもコピーして貼付する。 |

| 原因と結果の要約　4 | 病理に依頼した結果を見たか、チェックする仕組みがなかったため、主治医が病理検査を依頼したことを忘れて結果を確認せずに、手術時の胆嚢の病理診断結果（進行性胆嚢癌であること）を患者に伝えなかった。 |
|---|---|
| 対策案 | ①病理診断報告書に主治医確認サイン欄を追加し、事務職員又はクラークが結果が出ていることを主治医に伝え、確認サインをもらってからカルテに貼付する。<br>②病理技師が悪性所見の出た患者をリストアップして、患者が受診しているか、病理結果説明を受けたかをカルテで確認する。 |

れている一方、他部門は慣れていないことも多く、分析に必要な詳細な業務工程図を作るには相当の努力が必要である。

## 2 原因分析の問題点は？

　以下に医療界全体の問題点と各施設特有の問題点を述べる。
①RCA などの分析ツールに精通した職員が少ない
②分析ツールの講義・研修・訓練を受けた職員が少ない
③分析ツールに精通した人の招集が難しい
④医療安全に精通した人の招集が難しい
⑤個々の事例に精通した医療専門家が少ない
⑥医療専門家、特に公平性を担保できる医療専門家の招集が難しい
⑦医療安全の専門家が少ない
⑧事実確認が不十分で原因分析ができない
⑨出来事流れ図が時系列になっていないので、原因分析が不十分になる
⑩ヒューマンファクター、データ管理等に精通していないので、適切に原因を究明できない

　ヒューマンエラーは必ずしも根本原因ではなく、そのほかの原因に起因する結果である。ヒューマンエラーには複数の背後要因があるので、諸要因との関連性を検討しないと根本原因には至らない（図10-3、図10-4）。

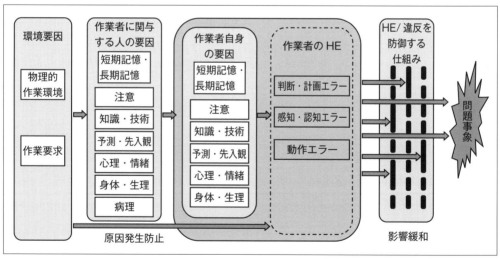

〈文献14 p56〉

**【図10-3■ヒューマンエラー（HE）の発生過程】**

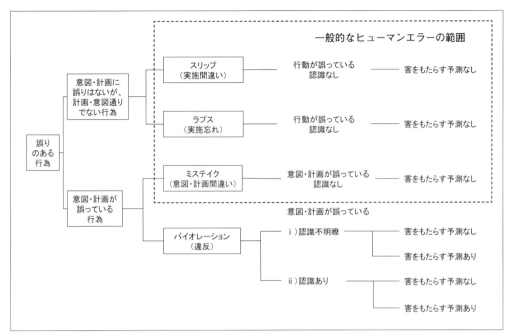

〈文献 14 p52〉

**【図 10-4 ■ 誤りのある行為の全体像】**

## 3 原因究明と責任追及は同じか？

　原因分析の目的は医療安全の確保であり、個人の責任を追及するためのものではない。原因も結果も明確と考えられる誤薬等の単純な事例であっても、調査項目を省略せずに丁寧な調査を行う必要がある。根本原因を最後まで究明しなければ有効な対策を立てられない。しかし、当事者に問いただす追及、特に責任追及は原因究明とは異なる。医療事故調査で責任追及をしてはならない。意図的で、悪意のある、犯罪と考えられる医療事故などでは、責任追及が必要であるが、事故調査とは別の仕組み、場所で実施すべきである。

　また、調査の結果、必ずしも原因が明らかになるとは限らないことにも留意する必要がある。安全管理と称しても、リスク管理、すなわち、責任追及、訴訟対策が主体の施設もある。これでは、安全文化・風土の醸成はできない。責任追及よりも施設の安全風土、安全文化を醸成することが必要である。

　予見可能性、回避可能性は責任追及に繋がるので、事故調査委員会とは別の枠組みで検討すべきである。事故調査委員会の説明文書や事故調査報告書に、予見可能性、回避可能性、過失の有無を記載する悪い事例がある。このような事例があると、原因究明のための正しい情報を収集できないおそれがある。

# 第11章

# 対策立案、改善、評価

## 1 どのような改善策があるか？

医療法第6条の11の医療事故調査の方法等の通知には、再発防止は可能な限り調査の中で検討することが望ましいが、必ずしも再発防止策が得られるとは限らないことにも留意することと述べられている（p110 資料11 参照）。

改善策には以下の3種類がある。
**①類似事故の再発を防止するために、根本原因に対する改善策を考える**
**②事故の要因に対する応急対策を考える**

根本原因が明らかになっていない、あるいは、根本原因が明らかであるが対策を実施するまでに時間を要する場合がある。その場合には、直接原因あるいは要因に対する対策を実施する。
**③それでも事故が起きた場合、あるいは①、②ができない場合には、被害軽減策を考える**

直接原因や要因への改善策を実施しても、事故が再発した場合には、被害を最小化する方策を検討し、実施する。過誤は防げないので、被害を軽減するという考え方もある。

## 2 どのような方法で改善策を立案するか？

業務工程図による業務の可視化、それに基づいた根本原因分析により対策を立案し、改善に結びつける中で、対策がなかなか思いつかない場合も多い。

著者らは、医療のTQM七つ道具（表11-1）の中で対策発想チェックリスト（表11-2）と対策分析表（メリット・デメリット分析表　表11-3）を推奨している。

【表11-1 ■ 医療の TQM 七つ道具】

| 医療の TQM 七つ道具 | 使用目的 | 見える化の対象 |
|---|---|---|
| 1　業務工程（フロー）図 | 業務分析（業務の見える化） | 仕事の流れ（関連） |
| 2　QFD（品質機能展開） | 要求分析・業務分析 | 要求（潜在要求）・業務機能 |
| 3　FMEA（故障モード影響解析） | 業務設計（未然防止） | 不具合・業務機能 |
| 4　5W1H メリット・デメリット分析表 | 業務設計・問題発見 | 良し悪し（得失のバランス） |
| 5　RCA（根本原因分析） | 原因分析（事後対応） | 業務工程、真因（根本原因） |
| 6　対策発想チェックリスト | 対策策定（問題解決） | 発想（考え方） |
| 7　まぁいいか（不遵守）防止ツール | 標準化・歯止め | まぁ、いいか（不遵守） |

**【表11-2■対策発想チェックリスト】**

| 区分 | 対策発想チェックリスト |
|------|------------------------|
| 排除 | ●不要なもの、不要な作業をなくす<br>●調整・測定等が必要のないものを使う |
| 標準化 | ●物を整理・整頓する、配置を決める<br>●時間、順序、流れ、内容を統一する<br>●種類を統一する、減らす<br>●作業と様式・帳票を整合させる |
| 集中化・分散化 | ●セット使用品、関連するものをまとめる<br>●予め準備しておく、予め計算しておく<br>●専任化する、全員で行う、チームを作る<br>●一度にまとめて行う、分散して行う |
| 特別化・個別化 | ●色を活用する<br>●形状を活用する<br>●紛らわしい用語、名称、記号を使わない |
| 自動化 | ●自動化する<br>●システム化する<br>●情報化、電子化する |
| 支援 | ●チェックリストを活用する<br>●ゲージ、見本、判定表を活用する |
| 相互理解 | ●相互の連絡・コミュニケーションを増やす<br>●標準書を作成し、共通の理解を促進する<br>●掲示板・記録等で状況を見える化する<br>●患者や家族に理解して協力してもらう |

## 3 対策分析表（メリット・デメリット分析表）を どう使うか？

①対策分析表（メリット・デメリット分析表）の事例を示す（表11-3）

予め対策案ごとにメリットとデメリットを定性的・定量的に検討し、一番妥当な対策を見つける。対策案の有効性、継続可能性、費用、総合評価などを点数化できるので、客観的で説明・納得しやすい。

②対策分析表作成時の注意点は、以下の通りである

ⅰ．自施設および他施設の対策事例を蓄積し、事例集・データベースを作成しておく

ⅱ．類似事例を系統的に分類し、その中から適合するものを選択する

ⅲ．対策案の内容を5W1Hで具体的に表す

ⅳ．検討に参加していない人の意見も聞く

ⅴ．対策案の効果確認方法を事前に検討する

ⅵ．施設ごとの評価の視点が必要である

ⅶ．達成したい成果、改善すべき点、対策の考え方、対策に用いられる手段、それに関連する業務などを区別して考える

【表 11-3 ■ 対策分析表（メリット・デメリット分析表）の例】

| 対策案 | メリット | デメリット | 有効性 | 費用 | 継続性 | 総合評価 | |
|---|---|---|---|---|---|---|---|
| 全血液型の最大使用量を常に在庫する | 常時、必要量を提供できる | 廃棄血液量が増大する（中小規模病院では廃棄率が高まる） | 3 | 1 | 1 | 3 | |
| 全血液型の最小必要量を常に在庫する | 通常はどの血液型患者にも対応できる<br>廃棄血液量が減少する | 大量出血時に対応できない可能性 | 1 | 3 | 3 | 9 | |
| 全血液型の最小必要量と緊急時用O型赤血球を在庫する | 大量出血時に対応できる | O型の廃棄が発生する | 2 | 2 | 3 | 12 | ※大規模病院に推奨 |
| 緊急用O型赤血球を在庫する | 廃棄血液量・廃棄率が減少する | O型以外の患者には異型輸血になる（影響はほとんどない） | 2 | 3 | 3 | 18 | ※中小規模病院に推奨 |

対策の区分として信頼性向上の対策を表 11-4 に示す。

【表 11-4 ■ 信頼性向上の対策】

| | 信頼性向上の対策<br>5つの基本 | | 対策発想チェックリスト<br>対策の区分 |
|---|---|---|---|
| 未然防止 | 排除 | 原因排除 | 排除 |
| | | 作業排除 | |
| | 代替化 | 機械化 | 自動化 |
| | | 他の業務に変更 | |
| | 容易化 | 共通化 | 標準化、支援、相互理解 |
| | | 標準化（マニュアル・チェックリスト） | |
| | | 特別化・個別化 | 特別化・個別化 |
| | | 集中化・分散化 | 集中化・分散化 |
| | | 適合化 | |
| | | | 相互理解 |
| 事後対策 | 異常検出 | | |
| | 影響緩和 | 冗長化 | |
| | | 並列化 | |
| | | フェールセイフ | |

## 4 改善策をどのように評価するか？

改善策の良し悪しは以下の項目で検証する。

①実行可能性

②有効性

③信頼性

④検証可能性
⑤持続性

## 5 どのような改善策が不適切か？

　以下はすべて良いことではあるが、抽象的であり、具体的に実践できないので、改善につながらない。何をどうするかまで、具体的に記述する必要がある。
①手順・マニュアルを作成する
②教育、研修する
③標準化する
④コミュニケーション・連携を良くする
⑤情報を共有する
⑥注意する、警戒する、確認する、徹底する、周知する

## 6 手順の不遵守はどうして起きるか？

　対策実施にはまず優先順位を決定する。しかし、対策を立案してもその手順が守られなければ意味がない。改善手順が遵守されるような動機付けと遵守状況の点検が必要である。
　手順の不遵守が発生する状況は、以下の通りである（表11-5）。
①手順に従っていると仕事が間に合わない、できない
②手順通りしなくても、今まで問題が発生していない
③手順を知らない、教えてもらっていない
④手順よりも自分のやり方の方が良い・正しい
⑤手順を見なくても理解しているので大丈夫
　これらに対する対策も合わせて実施することが必要である（表11-6）。

【表11-5■リスク認識と不遵守の関係】

| 社会生活（業務・生活等）における危険 | | | | | | | |
|---|---|---|---|---|---|---|---|
| 危害源が存在する場合（発生・変容・移動による） | | | | | | | 存在しない |
| 危害源（ハザード）の認識 | | | | | | | |
| あり | | | | | | | |
| 危険（リスク）の認識 | | | | | | | |
| あり | | | | | なし | なし | |
| 具体的な危害・障害（ハーム）発生の可能性認識 | | | | なし | | | |
| あり | | | | なし | | | |
| 悪意あり ⑥ 犯罪 | | | | ⑥ 犯罪・規律違反 | ⑥ 規律違反 | | |
| 悪意なし（あり） ⑤ 危害・障害回避 | ④ 危害・障害縮減 | ③ 危害・障害受容 | ④ 危害縮減 | ② 危害なし | ① | | 安全 リスクなし |
| 遵守すると危害・障害あり | 不遵守の方が障害小 | | 不遵守の方が危害小 | | | | |
| ④ まぁ、いいか | ③ まぁ、いいか ① ② ① ① | | | | | | |
| なし うっかり（lapse） | | | | | | | |

〈文献14 p55 飯田改変〉

【表11-6■不遵守への対応】

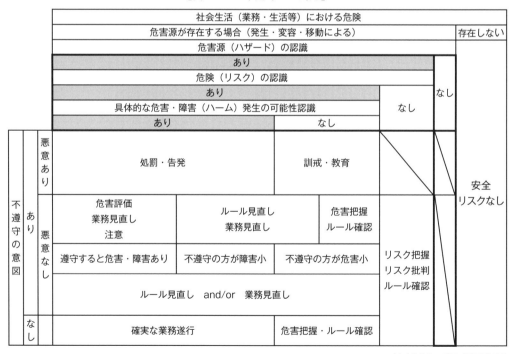

〈文献14 p55 飯田改変〉

## 7 手順の不遵守をどう抑えるか？

　手順の不遵守を抑える方策は以下の通りである。

①当該手順の目的と内容を教育し、理解させる

②手順を訓練し、実施できるようにする

③手順を守ることがいかに大切かを教え、理解させ、納得させる

④手順を守れる状況や環境を整備する

⑤上司・管理者による指導・指摘を適宜行い、不遵守状況を放置しない

⑥当該業務に関係する職員を、対策を検討・策定する過程に参画させる

　事例として、某大学の安全管理室のポスターを紹介する（一部改変）

①多忙は診療科長、看護科長に相談

②ルール違反には指導

③思い込みにはコミュニケーション強化

④ルールに問題あれば、業務委員会、上司、あるいは、安全管理部に連絡

## 8 どのように検証・評価するか？

　実施するだけではなく、改善策の妥当性の検証・評価と是正というPDCAを回す必要がある。そのためには、院内規程・手順の改訂、手順の遵守の検証・評価の仕組みを作る。

　業務手順の不遵守点検票（表11-7）を示す。対策により新たな問題が発生することもある。手順の遵守状況とともに事故の再発事例の点検も必要である。これらの業務を遂行するためには、院内の各種情報の収集と解析を行う部署を設置する。医療安全管理実務担当者、リンクナースや診療情報管理担当者、情報システム担当者等が担当するが、内部監査も有用である。最終的には、施設の安全文化、安全風土の醸成が重要であるので、定期的なアンケート調査などで安全文化の醸成度を検討する。

【**表 11-7** ▪ 不遵守点検票】

| 不遵守の同定 |
|---|
| □手順から逸脱していることを確認 |
| □手順を守っていないことを確認 |
| □意図的であることを確認 |
| **当事者の意図の分析** |
| □当事者における不遵守の意味を解釈 |
| □心理的な要因から不遵守が実行されているかどうか |
| □手順が正規なものか、非公式なものかどうか |
| □ルールの定義に関して分析チームが個別・集合的に議論する |
| **ルール、不遵守に関連した判断** |
| □ルールに正当性がある |
| □不遵守に正当性がある |
| □上記 2 項に関する議論（委員会内、委員会と当事者、委員会と他部門） |
| □不遵守発生率の測定方法に関する個別議論 |
| **行動** |
| □不遵守の原因を記載 |
| □不遵守を防止するための組織的な測定・施策を実施 |

# 第12章
# 診療記録の整備

本章では医療事故発生時の診療記録における注意点とともに、診療記録開示請求時の要点を述べる。診療記録の定義について院内職員の考え方を共有することが重要である。

## 1 診療記録に何を記載すべきか？

医療事故に至る経過と、その後の対応を、以下の通り記載・入力する。

①時系列、簡潔、明瞭、正確に

②認められる症状（陽性所見）だけではなく、認められていない症状（陰性所見）等も

③以前の記述内容と食い違う症状・所見等が生じた場合は、その理由

④患者・家族の訴えや不満内容は患者自身の表現で具体的に

⑤患者・家族の訴えや不満への対応を具体的に

⑥患者・家族の訴えや不満に対する医療者側の医学的判断と根拠

## 2 問題とされる記載・未記載は？

### ①診療記録の改ざん、隠滅

文面を故意に書き換え、隠滅を図る行為を改ざん・隠滅と呼ぶ。改ざんや隠滅と受け取られないようにするためには、追記・修正方法の統一が必要である。紙カルテでは、2号用紙の差し換えや修正液等による修正等が問題となり、電子カルテでも事実とは異なる記載等が問題となる。追記・修正の注意点は後述する。

改ざん等により証拠隠滅・偽造・変造を図ると、刑法第104条により3年以下の懲役又は30万円以下の罰金が科せられる場合がある。診療記録を紛失すると、医師法第33条により、1年以下の懲役又は50万円以下の罰金が科せられる場合がある。

### ②診療記録の未記載

未記載・未入力の内容は、未実施とみなされるので必要な事項を追記する必要がある。病態に変化がない場合も、その旨の記載がなされていないと、観察していなかったと判断される可能性がある。なお、入院病歴要約（サマリー）は紙カルテ・電子カルテ双方とも、これが抜けている施設もあるので注意を要する。

### ③推測や予測の記載

診療記録には事実のみ記述し、推測・予測は記載しない。根拠のない断定的な表現も避ける。根拠に基づいて行った診療については、その根拠を記載するが、もし判断根拠が乏しい、もしくは不足する場合には不明と記載・入力する方が良い。

#### ④署名と日時の記載漏れ

　紙カルテでは署名又は捺印が抜けることが多いので、記載した全記録に記載者の責任を明確にするための署名、日時を記載する必要がある。署名は本人が特定できるものであれば良い。

#### ⑤指示出し・指示受け時の記載漏れ注意点

ⅰ．左右・部位の未記入が多い。

ⅱ．口頭指示が事後入力されていない場合が多い。

ⅲ．指示の変更・修正・追加時、その内容と変更理由が明確に記載・入力されておらず、その履歴も残っていない場合が多い。

ⅳ．薬剤指示では、指示並びに処方薬の用量・用法、点滴速度と点滴時間の正確な記載・入力漏れや、他施設での投薬歴、持参薬の履歴などの記載・入力漏れが多い。

ⅴ．職種間の連絡の履歴が残っていないことが多い。特に、(ⅰ) 指示の日時と指示者の署名、(ⅱ) 指示受け日時と受け者の署名、(ⅲ) 実施日時と実施者の署名が抜けている場合が多い。

ⅵ．変更、修正、追加、新規の指示は指示を出すだけで、その見直し等の理由の記載・入力漏れが多い。

#### ⑥検査結果を確認した履歴がない

　診療記録上で、検査結果を確認したのかどうか分からないことが多い。検査結果を確認した履歴と、もし異常所見があれば、その解釈、対応を記載・入力する必要がある。

#### ⑦処置、検査、薬剤投与等の実施内容・時刻などに整合性がない

　人工呼吸器、モニタ、コンピュータ、施設内時計、職員時計、職員 PHS 等の日付や時刻が正確でなく、時刻がずれていることが多い。それぞれの時刻を基に出来事を整理すると、時刻の整合性がなくなる。モニタは使用患者名、ID 番号などのチェックが必要である。

　記載に整合性がない場合の対応方法は後述する（第 12 章 4 参照）。

#### ⑧診療に不必要な情報の記載

　診療記録等の中には、診療に不必要な情報（患者の個人情報や患者への非難、他の医療者への非難、不満等）が入っていることがある。患者・家族への偏見や感情的な表現、他の医療機関、医療従事者を非難・批判する記載等がある場合は、後からでも履歴を残して修正・削除する必要がある。

#### ⑨説明と同意（インフォームド・コンセント）に関する不十分な記載・入力

　以下の内容や状況が分かる記載がない、または不足している場合がある。

〈医師の説明内容〉

ⅰ．医療内容の長所と短所

ⅱ．医療内容のリスク

　医療事故調査制度における"予期しない"の正しい理解が必要である。すなわち、通知には、「省令第一号及び第二号に該当するものは、一般的な死亡の可能性についての説明や記録ではなく、当該患者個人の臨床経過等を踏まえて、当該死亡又は死産が起こりうることについての説明及び記録であることに留意すること。患者等に対し当該死亡又は死産が予期されていることを説明する際は、医療法第 1 条の 4 第 2 項の規定に基づき、適切な説明を行い、医療を受ける者の理解を得るよう努めること。」と明示している（資料 9-3、資料 11 通知参照）。事故発生後に記載・入力すると、改ざんと見なされるおそれがあるので、その都度、あるい

は、緊急対応が一段落した後に記載・入力するべきである。

iii．代替療法の有無

iv．セカンドオピニオンの有無

ｖ．起こりうる計画・治療の変更

vi．起こりうる追加検査・治療の有無など

〈状況と患者・家族の反応〉

ｉ．説明者、説明日時、相手方や同席者の有無

ii．患者・家族への正確な説明内容

iii．質問と回答

iv．説明に対する患者・家族の意向

ｖ．記載者名

vi．説明書と同意書の添付

#### ⑩患者側の診療への協力に関する記載・入力不足

ｉ．患者のコンプライアンス（アドヒアランス）不良

ii．患者の治療拒否

iii．患者の診察・検査の中止

iv．医療者側からの検査・受診を促すような文書や電話連絡等

#### ⑪略語・隠語の使用

現代の医療はチーム医療である。略語や隠語の使用が多職種間の協働・連携の障害になる場合もある。施設特有の記号・略語や不正確な略語の使用は控える。

#### ⑫曖昧な言葉の使用

正確で誤解のない表現で記載・入力する。色々な意味に取れる曖昧な言葉は使用しない。

#### ⑬読めない文字の使用

紙カルテの場合、読めない文字が多い。多職種が同時並行で各種業務を実施し、また、交代勤務体制が多く、コミュニケーション不足を生じやすい。判読できない診療記録や指示による事故も多く発生しているので注意する。

#### ⑭コピー＆ペースト後の修正漏れ

電子カルテ導入施設では特に安易なコピー＆ペーストに注意する。コピー＆ペーストにより修正すべき点の修正を忘れると、事故が生じた時には後からの修正は効かない。コピー＆ペーストは日常的に注意・指導するか、診療記録監査などで指摘する。

#### ⑮その他

自己弁護や反省文、患者の診療に直接関係ない業務に関する記載等は避ける。

## 3 診療記録の追記・修正時の注意点は？

誤字脱字、記載間違いなどで、診療記録内容の追記・入力等が必要な場合がある。研修医の記載・入力を指導医が訂正する場合や、診療記録監査で要求された訂正・入力もある。

電子カルテでは基本的には訂正・変更履歴は残るが、紙カルテでは意識的に履歴を残す必要がある。訂正・追記方法を施設内で統一して、以下の5項目が分かるように記載、署名する必要がある。

①訂正・追記箇所

②訂正・追記理由

③訂正・追記内容（5W1H に則って記載・入力）

④訂正・追記日と訂正・追記時刻

⑤訂正・追記者

　訂正・追記の際、紙カルテの場合には訂正前の文言が分かるように 2 本線で消す。訂正前の文言がわからなくなる墨消しなどの訂正はしない。また、過去の記載部分に記載するのではなく、その時点での記載・入力部分に事例の発生時刻とその文言を作成した日時を入れて記載・入力する。紙カルテの場合には記録の末尾か、診療記録の最後に 1 枚追記しても良い。医師が訂正するのが原則であるが、緊急時などでは、他職種、例えば医療秘書などが医師の指示に従い訂正し、後で医師の承認を得ても良いが、電子カルテでは履歴が全て残るので問題はない。

　なお、改ざん、隠滅が疑われるような不適切な訂正、消去、追記は避ける。修正液なども使用しない。

## ■4 診療記録の内容に整合がない場合どうするか？

　医療事故発生後、業務手順と各種資料・記録を含めた診療記録を比較しながら関係者から事情聴取することが多い。その中で診療記録の不整合が指摘されることがある。

### ①診療記録とその他の資料・記録の内容の不整合への対応

　情報を集めて照合する必要がある。内部関係者だけでは解決できない場合もある。医療機器のデータ解析が必要な場合は外部の専門家や業者の関与も必要である。

　整合がない場合にはそれなりの理由があるので、以下の手順で解決する。

〈整合のない記載に関する対応方法〉

　ⅰ．不整合の理由を検討する

　ⅱ．その理由からどちらがより事実に近いか判断する

　ⅲ．内部関係者だけでは結論がでない場合は、外部専門家等の意見を参考にするか、両論併記にする

　ⅳ．両論併記の場合には、必ずそのことを関係者に確認・周知する

　ⅴ．不整合があっても関係者を非難したり、改ざんしたりしない

　ⅵ．最終的には事故調査委員会が判断する

### ②時刻の不整合への対応

　院内時計、電子カルテ、生体情報モニタ等を含めた院内医療機器、職員 PHS などの時刻に不一致があると、出来事の順番、その解釈、対応等に齟齬、矛盾を生じる。麻酔事故事例で医療機器の時刻に数分の食い違いがあれば事故の検証は不可能である。事故が起きてからの時刻の記録上の訂正は難しく、時刻の検証には多大の労力を要するので、事故の起きる前からの定期的な院内時刻の点検が必要である。

**医療事故発生時、診療記録開示請求時の
診療記録の点検点とは？**

　診療記録は開示請求の対象となるので、診療記録の定義に基づいて診療記録を点検する。医療事故が起きてからではなく、起きる前からの日常の安全文化に対する教育と安全風土の醸成が必要である。

　医療事故が生じた直後の診療記録の記載・入力には以下の点に注意する。

①医療事故に関する事実は必ず記載・入力する

②遺族への説明内容、やりとりは必ず記載・入力する

③迅速かつ正確に事故の内容を記載・入力する

　以下、具体的な医療事故発生（診療録開示請求）時の点検票を例示する。

---

**〈診療記録の点検票〉**

☐　ⅰ．当該患者の医療のためだけに利活用されている

☐　ⅱ．日時、署名欄が記載され、記載責任者が明確である

☐　ⅲ．鉛筆で記載されていない

☐　ⅳ．訂正箇所は2本線で消去され、記載が見えるような形の消し方になっている

☐　ⅴ．訂正では訂正理由、訂正者、訂正日付、訂正内容が明らかである

☐　ⅵ．追記では追記理由、追記者、追記日付、追記内容が明らかである

☐　ⅶ．診療録用紙、各種記録、帳票等が所定の順序でファイルされている

☐　ⅷ．必要な記載事項が容易に検索できる

☐　ⅸ．必要な記録が欠落していない

☐　ⅹ．予期しない事態の発生時に、その事実を時系列に正確に記載してある

☐　ⅺ．口頭指示では、事後にその事実を記載してある

☐　ⅻ．検査では、指示、実施の事実だけではなく、その確認と分析、評価を記載してある

☐　ⅹⅲ．処置では、指示、実施の事実だけではなく、その確認と分析、評価が記載してある

☐　ⅹⅳ．治療では、指示、実施の事実だけではなく、その確認と分析、評価が記載してある

☐　ⅹⅴ．遺族の訴え、トラブル等の内容とその対応が記載してある

☐　ⅹⅵ．遺族への説明とその質疑応答が記載してある

　　　　当該死亡又は死産を予期していた場合、一般的な死亡の可能性についての説明や記録ではなく、当該患者個人の臨床経過等を踏まえて、当該死亡又は死産が起こりうることについての説明および記録であること

☐　ⅹⅶ．ケースカンファレンスなどの要約が適宜記載してある

☐　ⅹⅷ．臨床研修、教育等への活用事例では、その手順に沿って実施されている

☐　ⅹⅸ．推測・仮定に基づいた記載がない

☐　ⅹⅹ．恣意的な未記載がない

☐　ⅹⅹⅰ．事実と異なる記載がない

☐　ⅹⅹⅱ．記載・入力の改ざん・隠滅がない

☐　ⅹⅹⅲ．自己の失敗を他人に転嫁するような自己弁護や責任転嫁の記載がない

□ xxiv. 患者・遺族、他の医療者への非難・批判が記載されていない

□ xxv. 臨床上、不必要なもの（患者の性格など）が記載されていない

□ xxvi. 患者・遺族に関する医療に無関係な情報が記載されていない

□ xxvii. 第三者の利益を損なうような事項の記載がない

このような点検票を常備し、診療録管理委員会などによる定期的な診療記録監査時に点検票を活用する。

# 第**13**章
# 事故報告書の作成

## 1 誰が書くか？

　院内事故調査委員会で議論し、合意した結果を委員長が集約し、医療安全管理者が取りまとめる。前述のように、合意できない、あるいは、一致しない部分は、両論併記することがある。

## 2 誰宛に書くか？

　委員会設置者（病院長）宛に書く。

## 3 書式は？

　事故報告書には次の項目を記載する。
①委員会構成員一覧
②医療事故の概要と詳細
③事故原因の分析
④事故再発防止策の提案
⑤再発防止策の実施と効果を評価する方法
⑥事故調査・再発防止策の遺族への説明結果
⑦委員会開催経過

　書式の例を資料3に示す。

## 4 記載時の注意点は？

①実施した医療行為、継続中の治療内容、さらにその計画、発生した事故の日時、場所の客観的な事実、さらには事故発生前の患者の容態、診療行為による患者の反応等、事実に基づいて時系列で正確に記録する。
②事例を詳細かつ慎重に分析し、個々の関係者の行為、事故の要因と根本原因、システムの問題、再発防止策の提案等を記載する。
③再発防止策の策定にあたり、事故発生時の医療水準の評価、医療者の労働環境、機器・施設の整備状況、医療者間および医療者・患者間のコミュニケーションの状況等、幅広い背景をあわせて検討し、科学的、客観的に事実関係を分析し、再発防止策を提案する。

④意見が分かれ、いずれかに決定できない場合には、両論併記する。

⑤後方視的（レトロスペクティブ）に検証することから、医療水準への配慮の不足や、再発防止が可能である事実をもって過失を論じるなど、当該医療者や医療行為を批判する傾向に陥りやすい。当該医療現場での医療環境など多様な背景を考慮して検証する必要がある。

⑥報告書では過失判断や法的判断を行ってはならない。

　事故調査委員会の説明文書や事故調査報告書に、予見可能性、回避可能性、過失の有無を記載する悪い事例がある。このような事例があると、原因究明のための正しい情報を収集できないおそれがある。

⑦報告書が公表されると、報告書を根拠として法的措置（医療裁判、警察の捜査等）に繋がる可能性がある。表現の正確性を期すとともに、必要に応じ弁護士の支援を求め、法的にも配慮する必要がある。

⑧個人情報保護に配慮し実名は記載しない。

⑨報告書作成後、事実に沿った正確なものであるかを改めて関係者に確認し、齟齬のない報告書の作成に努める。

## 5 報告書の公表の範囲は？

　病院長は必要に応じ医療事故調査・支援センター、警察署届出事例ならば警察署、行政（保健所等）、日本医療機能評価機構、保険会社などに調査内容を報告する。報告した事実を遺族に伝える必要がある。

　報告書は、院内で事例に関与した関係者への説明に使用し、院内で再発防止対策が必要な場合には病院長は医療安全部門を通じて職員に公表する。

　院内事故調査委員会から報告書を受けた病院長は、それに基づき病院として遺族にわかりやすく説明する。

## 6 遺族が報告書を閲覧する際に気を付けることは？

　報告書に基づいて遺族にわかりやすく説明することを原則とし、必ずしも遺族に報告書を閲覧や供与する必要はない。遺族の求めに応じて報告書を閲覧・供与する場合は、次の点に配慮する必要がある。

①当事者である職員の匿名化

②遺族の知識や理解度に応じた情報提供（専門用語の説明または平易な言葉への修正、概要版の作成等）

③遺族の感情に配慮した表現

④事故報告書は原因究明、再発防止が目的であり、過失の有無を検証するものではないこと（医療に詳しい弁護士に確認を求めることが望ましい）

⑤調査結果に基づく、再発防止策の具体化

⑥口頭での説明を加える

⑦質問にはその場で回答するが、遺族の疑問を払拭できない場合は、後日文章で回答する

# 7 マスコミやホームページでの公表の際に気を付けることは？

①病院長は院内事故調査委員会の設置を決定した段階で、報告書の概要を公表する場合には、当該医療者、遺族に説明する。

②病院（長）は予め公表基準を定め、院内周知を含め適切な院内体制を整備する。これにより事故発生時、公表が必要であると判断した場合、速やかな対応が可能となる。

③病院（長）は関係者の個人情報保護に配慮した医療事故調査報告書であることを確認する。

④公表方法はホームページ等でも良い。記者会見などを選択する組織もある。

⑤報道関係者に事故内容を公表する場合、その旨を事前に当事者、遺族に伝える。

⑥再発防止のため他の病院の参考になる重要な要素があると考えられる事例の場合、公表が望ましい。

⑦匿名化しても個人の特定が容易と考えられる場合、その個人の承諾を得る。

⑧公表により遺族の心理的、社会的に大きな不利益が生ずるおそれがないことを確認する。心理的な負担が予想される場合には、適切な心理的支援を考慮する。

【資料】遺族への報告（概要版）例

○○様ご遺族の皆様へ

院内調査報告書

20XX 年 Y 月 Z 日
○○病院
院内調査委員会

## 1．経過

### (1) 入院までの経過

高血圧と認知機能低下の既往が有り、要介護5の認定を受けている。20XX年○月○日より特別養護老人ホームに入所。同年○月○日38.0度の発熱を認めた。新型コロナウイルス抗原検査は陰性。水様便を伴うもクーリングで経過観察していた。○月○日解熱はしたものの、両肺ラ音を聴取し水様便も続いている事より精査のため当院内科受診となり、右肺炎・肺膿胸疑いとの診断にて入院となる。

### (2) 入院から胸腔穿刺までの経過

入院後、抗菌薬・補液を開始した。経皮的動脈血酸素飽和度90％台後半(酸素投与無し)、仙骨部に褥瘡痕あり、オプサイト貼付した。

| | | |
|---|---|---|
| Y月27日 | 23時54分 | 抗菌薬投与 |
| Y月28日 | 05時00分 | 抗菌薬投与 |
| | 11時00分 | 抗菌薬投与 |
| | 13時22分 | 嚥下機能評価 |
| | | 全介助で食事全量摂取した。発語は少ないが、覚醒は良好。 |
| | 14時10分 | 転棟 |
| | 14時30分 | 手元に物があると触ろうとする行為あり。パルスオキシメーター装着時も外す行為あり、点滴自己抜去予防のため、15時00分より両手ミトンの装着を開始した。 |
| | 14時30分 | 主治医が今後の治療方針について専門医に相談した。 |
| | 16時00分 | 胸腔穿刺を施行した。 |
| | | 経過から細菌感染以外の悪性疾患や結核も考慮し、後者とすれば治療方針・予後が大きくことなるため、胸水穿刺はリスクがあってもせざるを得ないとのアドバイスを受け、家族に再度電話で必要性とリスクを説明した。<br>（胸腔穿刺同意書：入院時、家族より主治医が取得した。） |
| | | 60mL程度の採取量と考えており穿刺はここで終了した。穿刺中、経皮的動脈血酸素飽和度95〜96％であった。穿刺部位の出血はなく、圧迫しガーゼ保護を2時間実施した。胸腔穿刺後血糖値160mg/dL、血圧157/74mmhg、経皮的動脈血酸素飽和度96％ |

(3) 胸腔穿刺後 17 時 00 分から 02 時 00 分までの経過

| 時刻 | | 値 | | 内容 |
|---|---|---|---|---|
| 22時56分 | | 43 | | |
| 22時58分 | | 23 | | |
| 22時59分 | | 0 | | 脈拍触知せず<br>呼吸停止、血圧・経皮的動脈血酸素飽和度　測定不可 |
| 23時00分 | | | | 患者状態を内科当直、管理師長へ報告した。 |
| 23時02分 | | | | 内科当直医訪室。<br>看護師は内科当直医師に、疾患、胸腔穿刺をしたこと、準夜帯に体位変換し、嘔気があったこと、呼吸が停止したことを報告した。 |
| 23時05分 | | | | 看護師は、自宅電話へ連絡し長男奥様に心停止・呼吸停止していることを説明した。状況は来院されてから説明させていただくことを伝え電話を終了した。 |
| 23時59分 | | | | 主治医が死亡を確認した。 |
| 0時05分 | | | | 遺族面会 |
| 0時30分 | | | | 主治医が遺族に説明した。 |
| 0時35分 | | | | CT室へ移動 |
| 0時50分 | | | | 主治医が遺族に説明した。 |
| 2時00分 | | | | 主治医・管理師長・看護師、献花<br>出棺 |

\* SpO2：経皮的動脈血酸素飽和度

## 2. 家族への説明

(1) 入院前説明

1. 内科外来担当医より施設職員へ（20XX 年 Y 月 Z 日）

当院内科に入院となり、今後ドレナージが必要な場合には、呼吸器外科へ転院となる。

家族に連絡し、入院前検査を施行する。

2. 主治医より家族へ（20XX 年 Y 月 Z 日）

今回、肺炎・肺膿瘍の診断で入院となった。

著しい栄養状態の悪化に加え、4 日前からの症状としては胸水貯留も多いことから慢性の経過かもしれず治療に難渋する可能性が高いこと、誤嚥や血栓症により急変する可能性を話し、急変時は心肺蘇生（心臓マッサージ、人工呼吸器、心臓に対する電気ショック、心拍再開のための薬剤投与）をしない方針であることを確認した。同時に、治療方針決定のための胸腔穿刺を実施せざるを得なく、結果によって、転院が必要となる可能性、胸腔穿刺に伴い出血や臓器損傷など重篤な合併症がおこりうることを説明した。

(2) 胸腔穿刺施行前説明

主治医が家族に電話で以下を説明　（20XX 年 Y 月 Z 日）

貯留した胸水の除去や分析を目的に胸水穿刺を実施する。胸水穿刺の方法は、胸部単純 X 線検査、超音波検査で安全に穿刺できる部位を決める。消毒後に挿入部位の皮下に局所麻酔をして、その後、針先をすすめ胸膜周囲にも局所麻酔を実施する。麻酔が効いたところで、太めの針を刺して胸水を除去する。

合併症は、再膨張性肺水腫、循環動態の悪化、血胸、出血、気胸、喀血、肝脾などの臓器損

傷、感染、皮下気腫、キシロカインショック（薬剤アレルギー）、その他稀な合併症である。これらの合併症が疑われる場合は、速やかに説明し、適切な治療を実施する。また、当院で対応できない場合は、他院へ搬送する。

（3）急変後　主治医が家族に説明

今回、肺炎・肺膿瘍で入院、抗菌薬治療を行うとともに原因精査のため本日夕方胸腔穿刺を行った。その後、著変なかったが、本日22：50頃比較的突然に脈拍の低下あり、看護師がかけつけたところすでに心肺停止の状態であった。

入院時にお話ししたように、もともと予備能が低下しており、窒息や血栓症により急変した可能性も十分ある一方、胸腔穿刺に伴う合併症も否定できない。

胸腔穿刺は一般的な手技であるが、細心の注意を払っても一定の確率で合併症はおこりうる。ただ、○○様の場合、結核や悪性腫瘍の場合には治療方針が大きく異なり、現在の治療は無効となり、メリットがデメリットを大きく上回るとの判断であった。また、合併症の軽減のため、極少量を採取するにとどめ、手技自体は通常通り行われ、明らかな合併症は認めなかった。ご了承いただければ、Ai（死亡時画像診断）を行い、明らかな胸腔内出血や臓器損傷などがないかを確認させていただきたい。

（4）Ai（死亡時画像診断）終了後　主治医が遺族に説明

胸腔内出血があり、手技との関連は否定できないことをお伝えする。病院内で検討して改めてご報告させていただくことで了解された。

死因については、いずれにしても肺炎・膿胸であることは変わりなく、その形で死亡診断書には記載させていただくことでご同意いただいた。

3．原因究明

○○様は、右胸腔穿刺後、胸壁からの出血で数時間の経過後、血腫を形成し心肺停止となったと考えられる。しかし、栄養状態の悪化、胸水貯留しており、通常よりも合併症が起こりやすい状況であったことは否定できず、穿刺に伴う出血というよりも原疾患（膿胸）が直接死因であると推察される。

本委員会としては、出血部位の同定は困難であったが、仮に出血部位を特定したとしても、原疾患や患者の予備能を考えると開胸手術で止血するなどの積極的治療はできなかった可能性が高いと判断した。

より安全な医療を今後実施するために、以下検討する必要があると考えられる。

（1）処置により起こりえるリスクを正しく評価した上で、医療者間でその情報を共有し、患者を観察して、急変時に直ちに対応するように準備する。また、処置にかかわる全ての職員が必要な情報を共有する仕組みを整える必要がある。

（2）侵襲処置前には、合併症リスクを高める要因を特定するために凝固検査項目を院内で統一し、患者個別のリスク評価の必要がある。

（3）現病による悪化の場合と、現病によらない突発・急変時における場合とでは、心肺蘇生をするかどうかの考え方が異なる。家族に両者を区別して説明し、了解を得る必要がある。

（4）診断のために必要であった胸腔穿刺手技を通常通り行った後に、肋間動脈損傷による出

血をきたすことがあり、致命的な状況に陥った場合には迅速な対応が求められる。

　医師は、肋間動脈損傷等の合併症を疑う症状出現時の報告基準を明確に看護師に指示し、異常の早期発見や急変対応に備えるべく、急変前の院内体制・報告基準について構築する必要がある。


4．再発防止策

（1）胸腔穿刺前は、必要な項目を漏れなく確認し実施記録を標準化する。

（2）胸腔穿刺前には検査項目（血型、感染症、凝固）の評価を院内で規定する。

（3）現病の進行による心肺停止となった場合、心肺蘇生をしない患者への侵襲手技をした場合の予期せぬ急変への対応を主治医が明確にしておく。医療行為・手技に伴う急変時は、心肺蘇生処置を行うことが原則であるが、例外的にその際も心肺蘇生をしない方針の場合には、同意書を得るだけではなく、診療録に記載し病棟内にその方針を周知する。

（4）医療者間の情報共有…胸腔穿刺には、致死性合併症が生じると認識を持ち患者個別の疾患を考慮し、胸腔穿刺の必要性や方法、時間、必要物品等、穿刺に伴う情報を有することで、胸腔穿刺の実施に伴う異常の早期発見や急変対応に備える。


5.終わりに

　本委員会では、○○様の入院経過について調査し、原因究明に努め、再発防止策を提言した。当院は、本委員会の提言を真摯に受け止め、類似の再発防止に全力で取り組む必要がある。

# 第14章
# 遺族への対応

## 1 誰が対応するか？

　本制度の対象または対象となり得る事例発生を確認した場合には、所属長、安全管理責任者および管理者に報告する。主治医と看護師が、遺族に、死亡の事実を説明する。精神的にその情報を受け容れる準備ができ次第、原則として、病院幹部職員、医療安全管理者が本制度の概要と対象事例である可能性があることを説明する。状況に応じ、事故に関与した担当医又は看護師等が同席する。医療事故発生直後とその後の継続性も含めて、説明者は遺族と信頼関係がある者が対応する。

　当事者（職員）が経験的にも、能力的にも対応ができない場合を想定し、医療安全管理部の職員による支援体制整備が必要である。

　遺族が受け容れず、暗礁に乗り上げる場合がある。その場合には病院としての責任を負う病院長、副院長、事務部長などが適切に説明する。

　いずれの場合も、院内の事故発生に備え、対応部署を定め、窓口を一本化する必要がある。一方、種々の過程を経て、対応窓口が病院から弁護士に移行することがある。病院は継続的かつ適切に遺族との意思疎通を図る必要がある。

## 2 説明・謝罪の方法は？

　事故発生後、遺族へは早期に主治医、病院幹部職員、当該科長医師、医療安全管理者が同席して説明する。本制度の対象事例の可能性があれば、その旨と院内で検討することを簡単に説明する。過失の有無に係わらず遺族の思いに十分に配慮して遺憾の意を伝える。説明は、プライバシーにも配慮し、静かな個室で実施する。

　遺族に説明するときは、説明が自己防衛的にならないよう、遺族の気持に十分に配慮し、病院として遺憾の意を伝える。

〈説明・謝罪方法の考え方〉
1. 説明の対象は遺族、または法的代理人とする。
2. 説明する職員は、事故発生前の経過と患者への影響、実施した医療行為を平易な言葉で説明する。病院として明らかな責任がある場合は、病院幹部職員、医療安全管理者などの同席の下、謝罪の意を伝えると共に、原因究明調査の意向を伝える。また、調査結果判明まで時間を要するが、結果が出れば直ちに報告する姿勢で臨む。
3. 遺族は時に精神的に複雑な状況におかれ、心的外傷を受けることがあるが、医療者の

適切な対応で軽減する。

4. 一旦、遺族は傷つくが、丁寧な状況説明や謝罪などの対応で軽減する。しかし、不適切な対応により、逆の結果をもたらし、訴訟となる可能性もある。病院幹部職員は担当医が適切に対応できるよう支援する。

5. 事故直後は、起きた事実を自己防衛的ではなく、個人的な解釈を入れずに伝え、その後の経過も判明し次第伝える。

6. 過誤によるものでない場合は、起きた事に対して残念である意思を伝えた上で、情報が十分でなくても、分かる範囲で説明し理解を求める。

7. 明らかに過誤であった場合は、次の4つの段階をとることになる。

（ア）事実を伝える

（イ）謝罪する

（ウ）責任をもって、主治医として、病院として対応することを伝える

（エ）原因究明後、再発防止対策を提案する

これにより類似の事例が他の患者に再び起こる事を懸念している遺族は安心できる。

## 3 どのような継続支援が必要か？

心理的、社会的な面を配慮して遺族を支援し、適切に共感的に説明することが必要である。場合によっては臨床心理士が対応する。

遺族が身体的・精神的苦痛を感じている可能性がある。計画的に遺族との面談を設定し、社会的支援、心理的支援（臨床心理士による）を提供するとともに幅広く情報提供に努める。

事故調査、再発防止策の結果は支援継続中に報告することが多い。その場合、事故調査には原因究明という目的のもと、事実を解明するため多様な検討が必要である点に注意して遺族に説明する。事故報告書に基づいて遺族に分析結果を説明するが、その過程で作成する議事録等の開示には慎重な対応が求められる。なぜなら、事故調査の最大の目的が原因究明である以上、多面的に検証して作成される議事録等には多様な内容が含まれるからである。議事録等の開示により家族の無用な不信感や、心理的な問題を生ずる可能性にも十分に配慮する必要がある。

# 第15章

# 当事者の職員への対応

## 1 どのような継続支援が必要か？

　医療事故に関与した病院職員も遺族と同様に心理的に負担を受けているため、病院が組織的に支援する必要がある。

　医療安全管理室および所属長が中心となり、院内事故調査の目的が、処分や職員への責任追及ではなく真相究明・原因究明であることを明確に当事者に伝え、人権に配慮して支援する。

　当事者の考えを把握し、適切に対応するよう所属長、調査委員会で検討する。配置転換、休職などを含めて対応するとともに、必要に応じて、臨床心理士、リエゾンナース、精神科医師、直属上司、顧問弁護士等が支援する。遺族等への対応は病院がすると説明し、復帰後に事情聴取を再開するなどが必要な場合がある。

　刑事事件で当事者に弁護士が必要な場合は、病院から弁護士を紹介するが、利害相反を避けるために、弁護士の選定や弁護士費用の負担は当事者が行うことが望ましい。

　病院（長）は当事者に対し事故直後に遺族との意思疎通を図るように指導し、信頼関係の維持、回復に努める。ただこの際に遺族や当事者の心理面に配慮し、適切に支援する必要がある。

　病院（長）や管理者は、個人の過失責任を追及したり、病院の処分権を背景とした圧力を行使したりしてはならない。

　病院（長）は当事者を含めた事故の関係者に対し、事故の事実関係を診療記録に記載をするように指導、支援する。また、当事者が無断で検証物保管場所に立ち入ることを禁止する。

　事故時の職員の対応能力は不十分であると言える。病院は、医療従事者への事故対応の教育・定期的な訓練（初動体制、患者への対応、責任者への報告、遺族への対応、事故経過の記録）と、緊急連絡網の整備が急務である。また、職員の支援継続に不可欠な、健康管理部門の関与、臨床心理士等への相談、外部の健康相談の活用、他院への受診、相談内容の守秘、周りの職員からの声かけ（気にかけていることの表明）等についての体制整備も必要である（「医療事故：真実説明・謝罪マニュアル」〈文献30〉。

【資料】医療事故発生の報告と対応　（N病院）

医療事故発生
明らかな医療事故でなくても、その疑いがある場合も含む

↓

初期対応と所属長に報告
当事者（発見者）は救命処置及び現場保全をすると共に速やかに所属長に口頭で報告する

↓

緊急性判断と現場保全
所属長は緊急性（レベル3b以上）の有無を判断すると共に、現場保全を指示する

↓

医療安全管理部門へ報告
所属長は医療安全推進委員長・医療安全管理者へ口頭で報告する　←→　医療安全管理者→所属長　事象に関係する情報について広い範囲での保存を指示する

↓

病院長へ報告
医療安全推進委員長・医療安全管理者・所属長は口頭で報告する

↓

医療事故調査制度の対象事例か判断する

↓

対象事例と判断した場合　／　対象事例ではないが、要調査と判断した場合

遺族に説明
※病理解剖、Aiの承諾を得る

医療事故調査・支援センターへ報告
病院長の指示で医療安全管理者は「医療事故報告票」を提出する

※報告書取りまとめ
●情報取集・整理
・臨床経過把握
（医療安全管理者）
・関係者からの聞き取り
（調査委員）
・臨床経過〈客観的事実〉の記載（医療安全管理者）
※委員会開催日時調整
（医療安全管理者）
・外部委員との連絡、委員会開催日時調整
※委員会議事録作成
（医療安全管理者）

↓

医療事故調査委員会開催
病院長は、調査委員（外部委員も含む）を選出する
病院長の指示で医療事故調査委員会を複数回開催し原因を究明し、再発防止策を協議する　←→

↓

再発防止策の決定
病院長は、再発防止策を決定する

↓

対象事例の場合　／　対象事例でない場合

遺族が希望する方法で調査結果について説明する

↓

医療事故調査・支援センターへ調査結果を報告する

↓

職員へ対応策（再発防止策）を周知
病院長が職員・関連する委員会に再発防止のための対応策と指導、教育を指示する

# 第16章

# 警察署への対応

本章では第7章5節でも触れた警察署への対応について解説する。

## 1 警察署への届出の判断は？

医療事故でも特に患者が死亡しかつ検案して外表に異状を認めた場合、あるいは、故意又は重過失がある場合には届出義務がある。異状死の警察署への届出義務は異状と認識してから24時間以内である。

発生曜日や時間によっては組織的に対応する時間的余裕がないこともある。そのため、事案によって個別判断が必要ではあるが、手順や諸問題の判断基準を明確にしておく必要がある。

現場や個人の判断ではなく、組織として必要性を判断し、準備して届け出ることが重要である。決して現場の判断や家族の要望により焦って届け出てはならない。届出後、刑事事件として捜査が入ると診療録（カルテ）や使用した薬品、医療機器、衛生材料など、貴重な証拠や情報が押収され、捜査終了まで返却されず、閲覧もできない。一般に医療事故捜査は長期間に及ぶため、院内事故調査を適切に行うことができなくなる。

次の項目に該当する場合は、警察署に届け出る必要がないので、遺族の同意を得て、できるだけ病理解剖を実施するのが望ましい（第7章参照）。

ⅰ．過失・過誤の有無に関わらず

ⅱ．外表上の異状はなく

ⅲ．死因不明であり

ⅳ．事件性がない

## 2 警察署へ届け出る前にすべきことは？

24時間で100％準備するのは難しいが、上記の点に留意して警察の捜査に冷静に対応することが望ましい。

以下の点を整理、判断・準備した上で警察署へ届け出ることで、院内事故調査、原因究明をある程度適切に行うことができる。

### ①状況経過の事実確認

迅速な関係者への事情聴取とともに、診療記録、検査結果（血液検査、画像等）の確認等が必要である（第9章参照）。

### ②証拠の保全

次の物品の回収・保管が必要である。

ⅰ．診療記録（入院・外来）、温度板、看護記録、伝票等の複写物あるいは印刷物

ⅱ．検体（血液、尿、臓器等）

ⅲ．使用した医療機器（輸液・シリンジポンプ、生体情報モニター、人工呼吸器等）、薬剤、医療機材（トレー、メス等）、衛生材料（ガーゼ、滅菌手袋等）

　回収保管時には指紋採取の可能性を考え手袋を着用し、それぞれ個別にビニール袋等に入れ、何が入っているか分かるようにするほか、後の調査に堪える形で保存し、必要な角度から写真撮影をしておくことも必要である。また、医療機器のうち、ログ（操作時間、操作内容記録）を出力できるものは、時間がかかっても出力・保管する必要がある。

### ③解剖の必要性の判断

　病理解剖は遺族の同意が必須なので、拒否された場合は実施できない。事件性の有無の判断がすぐにできない場合も考えられるので、遺族には司法解剖になる可能性も含めて説明・同意を得る必要がある。また、死因不明時の死因特定手段として侵襲のない Ai（Autopsy Imaging：死亡時画像診断）の実施についても各施設で方針・指針を検討しておく必要がある。

### ④院内事故調査体制の確認

　既設の組織で行うのか、事案によっては構成員（専門家・外部委員等）を追加するのか等を決定し、院内事故調査を一元的に管理する。

### ⑤遺族への対応方針の確認

　遺族への対応窓口となる職員を選定する。できるだけそれまでにコミュニケーションをとっていた者が対応することが望ましい。実際には当該病棟の師長や院内メディエーター等が多い。遺族との面談は主治医だけではなく、必ず上級医又は看護師長等と複数で行う。誠実に事実だけを伝え、不明な点は不明であると伝えることが必要である。その後も状況や事実が分かり次第随時面談することが望ましい。

### ⑥各作業対応者の選定

　緊急対策会議において決められた必要作業について、担当者を決めておく。警察対応のみならず、事故対応では現場で様々な指示が出るので、十分な作業者を確保しておき、役割分担に基づき、迅速に落ち着いて行動することが求められる。

## 3 警察署への対応の組織としての注意点は？

　警察署に届け出ると、通常は数時間内に捜査一課が捜査に入る。病院側は事前に決めた担当者が管理者と共に対応する。最初から非協力的な態度で接してはいけない。刑事事件でもあり、訴訟に繋がる可能性もあるので、緊張することは仕方がないが、組織の管理者・代表者が非協力的な態度であれば、隠ぺい体質と捉えられることも考えられる。淡々と協力することが必要である。

　また可能であれば、事前に顧問弁護士等から対応時の注意事項を実対応者に伝授してもらう機会を設定することが望ましい。

## 4 取り調べを受ける際の当事者の注意点は？

　事前に管理者と打ち合わせの上、事情説明は当事者を含み、記録した資料を準備し、それに基づき発言する。発言は証拠となるので客観的事実のみを話し、推測、主観的意見は述べないようにする。不明な点は不明であると答える。発言記録を含む院内調査関係文書は証拠として提出する必要はない。また取り調べは一度で終わらない場合もあるため、複数回行なわれることを前提に、上司・管理者と事前に勤務を調整すると良い。

## 5 司法解剖になった時の注意点は？

　警察の捜査が入り、証拠が押収された後、当該事案に事件性があると判断された場合、警察の指示により法医学者による司法解剖が行われる。近隣の大学病院等で行われることが多いが、地域によっては遠方の大学病院で行われることもある。司法解剖は通常は遺族の了承を得て行われるが、遺族の同意がなくとも法令上は実施できる。通常、捜査上の秘密を理由に、解剖結果は病院側には一切伝えられない。そのため、院内でより詳細な事故調査ができないのが現実である。

　また、司法解剖の結果が明示された場合においても、解剖を担当した法医学者が当該疾患や医療技術に精通しているとは限らないので、自院内で検討あるいは想定した結果と司法解剖の結果が違う場合、事後的であっても外部の臨床家の意見も求め、警察の見解に意見することも必要である。

# 第17章

# マスコミへの対応

## 1 マスコミへの公表の基準は？

　マスコミへの対応方法や公表基準は当該病院で決めることになる。自院の地域での役割や事案内容、社会的反響等を総合的に勘案して決めることが必要である。ある病院の公表基準は次の通りである。

①病院側の過失が明らかである

②死亡又は重篤な後遺症が残った場合

③社会的影響が大きいと判断した場合

④その他は事案ごとに判断

## 2 マスコミから取材申込があった場合どうするか？

### ①対応者の選定

　組織として取材形式別に誰がどのように対応するのかを事前に決めておく。記者会見のような場合は管理者たる病院長の対応が必要であるし、個別の取材であれば医療安全管理者で良い場合もある。

### ②取材時の注意

　公表用の概要説明文書をA4 1枚程度でまとめておくと良い。質疑応答については警察への対応と同様に不確実なことは発言せず、不明なことは現時点では不明であると答えることが適切である。

### ③記事・報道の確認

　マスコミ側には記事がいつ出るかについて情報を伝えてもらう約束をし、当日紙面や映像で内容を確認しておくことも必要である。

### ④遺族の同意

　通常であれば患者等の名前が漏れることは考えられないが、公表されることで影響が出る場合まで考え、遺族へ公表範囲の説明と、公表することへの同意を取っておくと良い。

## 3 職員に対して何をすべきか？

　マスコミに公表する場合には、職員に対し事前に医療事故発生の概要を説明する必要がある。公表に際し、患者はもとより職員個人を特定できるような情報は公表しないことを宣言し、職員を守るとともに真摯に対応する意思を伝達する。同時に、遺族への配慮を含めて、外部に向けた不用意な発言などは慎むように指導する必要がある。

# 第**18**章
# その他

## 1 どのような弁護士の協力を得るべきか？

　刑事・民事問わず訴訟を伴う可能性がある医療事故の場合、弁護士の支援が必要になる。平時より顧問弁護士がいない病院もあり、また、顧問弁護士がいても医療訴訟の経験に乏しい場合もある。その場合は顧問弁護士とも相談の上、訴訟対応のための弁護士を別に選任することも考える。

　訴訟となった場合は、医療に精通し、医療訴訟で病院側弁護の経験がある弁護士を選任することが肝要である。医師会や弁護士会、または損害保険会社からの紹介を受けるのも一つの手段である。

## 2 弁護士の役割は？

### ①報告書の文言・表現の法律的観点からのチェック

　訴訟対応も含めて報告書の事実表現のみならず、当事者の主観や推測に基づく記述などについて、法律的側面から論理性を含めてチェックすることが期待される。

### ②当事者、関係者への警察の捜査、事情聴取等の注意点伝授

　警察による捜査に対する心構えや具体的な注意事項を関係者へ指導してもらうことが期待される。通常、捜査や事情聴取は事故発生直後であり、関係者は平常ではない心理状態の中で、更に法的な配慮をもって対応することが求められる。これは当事者には相当なストレスとなる。そのストレスの軽減の意味でも、個人・組織のリスクマネジメントの観点からも心得の伝授は重要である。

### ③院内事故調査委員会への参加

　自院の顧問弁護士を参加させる場合と、公平性・透明性確保のために顧問弁護士以外の弁護士（家族側選定・推薦の弁護士等）を参加させる場合がある。また毎回参加してもらうのか、必要時に参加してもらうのかも施設によって対応が違う。

### ④刑事事件化あるいは訴訟化に対する組織的対応の事前の指導

　刑事事件や訴訟の経験がない、あるいは少ない病院であれば、組織的対応と体制整備の指導が期待される。具体的には、証拠保全方法について事例の紹介、必要な補償への準備、有事の際の対応方法についての勉強会の実施、あるいはマニュアル整備等の指導が考えられる。

## 3 事故調査で困った場合はどうするか？

院内事故調査を行う上でどの医療機関でも最も苦労するのが専門家の選定・確保である。外

部の専門家の選定、確保については、第 8 章を参照のこと。

　重大な医療事故について、RCA 等を利用した原因分析の必要性を認識しても、分析手法に精通した職員がいない、もしくは少ない等の理由により、それらの手法を用いて分析している病院は少ない。その場合には、事故調査の専門家や、他院（大学病院等）の医療安全管理者等に支援を求める必要がある。地域や病院グループで医療安全管理者のネットワークを構築している場合は、そのネットワークを介して支援を要請する。

　院内事故調査に関する相談窓口の設置や専門家の紹介を希望する病院も少なくないため、病院団体や職能団体等がそれらの役割を担うことが期待されている。

## 4 事案解決後に必要な対応は？

　再発防止は組織的課題である。自院で起きた事例を医療安全研修会、グループワークの題材として採り上げることが必要である。

　PDCA サイクルにもあるように、再発防止策は一定期間経過後に効果を検証する必要がある。事案にもよるが 3 ヶ月後、6 ヶ月後、1 年後等定期的に再発防止策の有効性を評価し、更に必要な対策がないかを検証する必要がある。事案解決後もこのように継続的な改善活動を行うことも重要である。

　また、遺族の心情に配慮しつつ、適時（法事の時期等）に適切な対応を行う必要がある。

　当事者には、日常的あるいは就業環境に配慮し、一定期間後に、面談等により継続的支援の必要性を判断する。

## 5 賠償保険で気を付けるべき点は？

　組織のリスクマネジメントの観点から病院賠償保険に加入している施設が多いと考えられる。記名式の保険であれば、医師の異動等に伴い更新や対象者の追加削除、設定額改定等を行う必要がある。自院で考えられるリスクについて検討し、保険による適切な補償を担保しておく必要がある。組織としてだけではなく、医療従事者個人が訴えられる場合もあるので、保険に加入することを推奨する。また、非常勤職員への対応が漏れていないか確認する必要がある。近年は賠償保険も対象が細分化されているので、補償内容の確認・把握も随時行っておく必要がある。

## 6 消費者庁からの問い合わせにどう対応するか？

　医療事故に対し、消費者安全法第 23 条に基づき、消費者庁に設置された消費者安全調査委員会による事故調査が行われる場合がある。事故調査の対象は、モノだけでなく、医療行為など役務に関する事例も含まれる。消費者安全調査委員会は、報道や医療事故の被害者の申し出等に基づき、必要と認める場合、医療機関に対し証拠品の押収や報告書の提出請求、関係者の聞き取りなどの事故調査を実施する権限を有する。

　医療機関は、消費者庁の求めに応じ、消費者安全調査委員会による原因究明に必要な情報や物品を提供する義務がある。消費者庁あるいは消費者安全調査委員会からの問い合わせがあっ

た場合は、証拠品の押収等に備え、警察の捜査が入る場合に準じた対応をする必要がある。

　ただし、医療界が医療事故調査・支援センターを設置し、医療機関が適切に医療事故調査・支援センターに報告した場合には、消費者安全調査委員会は、その結果を待つことになろう。

# 第19章

# 医療事故調査の前提となる、安全に関する考え方の提言

## 1 医療は安全か？

　「医療は安全か」と問われれば、「医療は安全ではない」と答えざるを得ない。これは医療機関や医療従事者がいい加減な仕事をしているからではない。医療とは、元来、不具合を抱え、病態が不確実に変化する患者に対する侵襲行為・危険行為・不安全行為であり、リスクが大きい業務であるからである。すなわち、医療は、極めて複雑な社会システムである。「安全」とは、信頼性工学では、許容し得るリスクをいうのであり、反対に「安全ではない」とは、医療の現状が許容されていないことを意味する。許容する主体は国民である。許容し得る医療の水準を決めるということは、国も国民（患者予備軍・受療側・医療提供側）もその水準を構築し維持するための義務と責任も負うことになる。

　医療の安全確保とは、社会・国民・患者・医療従事者が許容し得る医療提供体制を構築し、運用することである。その義務と責任は、国・医療団体・医療機関・医療従事者のみならず、国民・患者にもある。

　医療法等では、医療機関に安全確保の義務が規定されており、また、医療事故に関しても規定されている（資料8参照）。包括的表現ではあるが、国民にも努力義務が課せられている。医療法第1条に記載されているように、医療を受ける者による適切な選択を支援し、医療の安全確保に努め、生命を尊重し、個人の尊厳を保持し、信頼関係に基づいて、良質かつ適切、効率的、有機的に連携しなければならない。

## 2 重大な医療事故にどう対応すべきか？

　重大な医療事故は比較的稀な事象である。重大な医療事故が発生したら、緊急対応として、患者の生命維持に努め、被害拡大を防止し、応援要請、報告、次いで、原因究明に努めなければならない。しかし、重大ゆえに、精神的・時間的ゆとりがなくなる。備えあれば憂いなしの喩にもあるように、普段から事故発生を想定した準備が必要である。その際、本指針を参考にして、自院に適合させることが肝要である。

　診療に関係する予期しない死亡事例は、医師法第21条に該当しない限り、警察署への届け出は必要ない。「医療事故に係る調査の仕組み等に関する基本的なあり方」（資料5参照）で提言しているように、最初に、院内事故調査委員会を設置あるいは開催し、適切に運営する必要がある。事故調査委員会運営、事故調査の実施に関しても、予め演習しておくと良い。

## 3 なぜ医療事故調査が円滑にいかないのか？

　組織防衛・訴訟対策の法令遵守等を目的とする形式的な事故調査になることがある。その理由は、事故調査の目的の取り違え、分析手法の理解不足、経験不足による不適切な分析手法の活用等である。

　事故調査を円滑に推進するためには、以下の事項に留意する必要がある。
①事故の原因究明が目的であり、責任追及、過失判断はしない
②情報収集・事情聴取・原因分析等を組織的に実施する
③分析手法を理解し、適切に分析し、根本原因への対策を検討し、再発防止に活かす
④情報の共有・開示・公開の決定等、情報管理を組織として明確にする

## 4 どうしたら医療事故を見過ごさないか？

　医療事故が発生しても、見逃されることがある。医療事故を早期に発見するためには、職員のリスクセンス涵養が有用である。KYT（危険予知トレーニング）は、そのための有力な方法である。また、以下の場合は、医療事故が関与している可能性が高い。定期的な症例検討などにより、潜在医療事故を発見し、職員に安全に関する注意を喚起できる。
①予期しない患者の状態の急変
②予期しない患者の死亡／入院後早期の患者の死亡
③予期しない臨床経過
④検査値の大きな変動
⑤通常と異なる業務の流れ
⑥一定の基準を超えるもの：手術時間、輸血量等

## 5 医療事故調査の意義は何か？

　医療事故の発生の事実ではなく、その背景に問題があるという視点で調査することが重要である。すなわち、医療事故（問題）の現状を把握して、要因・原因を抽出することが必要である。RCA（根本原因分析）の実施である。ついで、根本原因に対する対策を立案し、実施し、その経過や結果を評価することにつながる。

　この過程は、医療における診察・検査（現状分析）、診断（問題発見）、治療方針決定（対策立案）、治療（対策実施）、治療結果（結果）の評価と同様である。対症療法ではなく、病因を取り除くこと（根治）、事例から組織として何を学び取ったのかを明らかにし、それを継承し、継続的に学習し改善する組織の構築が重要である。

# 資 料

| # | English | 日本語 | 定義 |
|---|---------|--------|------|
| 1 | Adverse reaction | 有害反応 | 行為あるいはものの作用に起因する不具合 |
| 2 | Agent | 因子 | 対象に何らかの影響をもたらす要素 |
| 3 | Attributes | 属性 | 特性または特徴 |
| 4 | Circumstance | 状況 | 事象、因子または人間に影響することのある状態ないし要因 |
| 5 | Class | 種類 | 類似するもののグループまたは集合 |
| 6 | Classification | 分類 | 一定の概念あるいは基準に基づいて種類に分けること |
| 7 | Concept | 概念 | 意味を伝えるある考え方 |
| 8 | Contributing factor | 寄与因子・要因 | ある不具合に寄与するまたは関与する要因 |
| 9 | Degree of harm | 害の種類・傷害程度 | ある不具合の影響度 |
| 10 | Detection | 検出・検知 | 検査して不具合を知ること |
| 11 | Disability | 障害 | 過去または現在の不具合に関連した身体の構造的または機能的な不調、身体活動の制限、社会活動の制限のいずれかが認められる状態 |
| 12 | Disease | 疾患・傷病 | 心身の機能異常 |
| 13 | Error | エラー・過誤 | 計画した活動を意図したとおりに実施できないこと。または不適切な計画に基づいて行動すること |
| 14 | Event | 事象 | 医療提供の過程で起きる出来事 |
| 15 | Harm | 害・障害 | 医療提供の過程で起こる心身の機能的な不調 |
| 16 | Harmful incident・Adverse event | 有害事象 | 患者に害を及ぼした不具合事象 |
| 17 | Hazard | 危険 | 害を起こすまたは恐れのある状況、因子または活動 |
| 18 | Health | 健康 | 身体的、精神的、社会的に完全に満足できる状態。単に疾患や脆弱性がないという状態とは異なる |
| 19 | Health care | 医療 | 専門資格職に関する、健康に関するお世話 |
| 20 | Health care associated harm | 医療に関連する害 | 医療提供の過程で発生したまたはそれに付随した、既存の疾患や傷害は含まない |
| 21 | Incident characteristics | インシデント（事象）の特性 | 医療提供の過程で起こした不具合事象のこと |
| 22 | Incident type | インシデント（事象）の種類 | 検討目的の一定基準で見た不具合事象の種類 |
| 23 | Injury | 傷害 | 何らかの因子または事象に起因する損傷 |
| 24 | Mitigating factor | 軽減因子 | ある不具合事象が及ぼすであろう害を軽減する要素（活動または状況） |
| 25 | Near miss | ニアミス | 結果として患者に影響が及ばなかった不具合事象 |
| 26 | No harm incident | 害を起こさなかったインシデント（事象） | 認識可能な害の発生には至らなかった不具合事象 |
| 27 | Patient | 患者 | 医療を受ける個人 |
| 28 | Patient characteristics | 患者特性 | 検討目的で見た患者の属性 |
| 29 | Patient outcome | 患者の転帰 | ある不具合事象に起因した患者への後の影響のこと |
| 30 | Patient safety | 患者安全 | 医療提供における安全を確保する活動 |
| 31 | Patient safety incident | 患者安全に関わるインシデント（事象） | 患者に害を及ぼした、または害を及ぼしうる不具合事象 |
| 32 | Preventable | 防止できる | 不具合事象を未然に回避可能であること |
| 33 | Reportable circumstance | 報告すべき状況 | 害が起きる可能性があったもの、実際には何の不具合事象も発生しなかった状況 |
| 34 | Risk | リスク | ある不具合事象の発生確率 |
| 35 | Safety | 安全 | 許容できないリスクがないこと |
| 36 | Semantic relationship | 意味関係 | 意味や概念などの関係 |
| 37 | Side-effect | 副作用 | 意図された主要な作用以外のもの |
| 38 | Suffering | 苦痛 | 心身の痛み |
| 39 | Violation | 違反 | 手順、標準または規則からの意図的な逸脱、不遵守 |

Source:WHO conceptual framework for the international Classification for patient safety. Geneva, World Health Organization, 2009
(http://www.who.int/patientsafety/en/,accessed 11 March 2011).

**Z 8051：2015(ISO/IEC Guide 51：2014) Safety aspects-Guidelines for their inclusion in standards 安全側面―規格への導入指針**

用語及び定義

| 番号 | 用語 | English | 定義 |
|---|---|---|---|
| 3.1 | 危害 | harm | 人への傷害若しくは健康障害、又は財産及び環境への損害。 |
| 3.2 | ハザード | hazard | 危害 (3.1) の潜在的な源。 |
| 3.3 | 危険事象 | hazardous event | 危害 (3.1) を引き起こす可能性がある事象。 |
| 3.4 | 危険状態 | hazardous situation | 人、財産又は環境が、一つ以上のハザードにさらされる状態。 |
| 3.5 | 本質的安全設計 | inherently safe design | ハザード (3.2) を除去する及び/又はリスク (3.9) を低減させるために行う、製品又はシステムの設計変更又は操作特性を変更するなどの方策。 |
| 3.6 | 意図する使用 | intended use | 製品若しくはシステムとともに提供される情報に従って行う、製品又はシステムの使用、又はそのような情報がない場合には一般的に理解されている方法による製品又はシステムの使用。 |
| 3.7 | 合理的に予見可能な誤使用 | reasonably foreseeable misuse | 容易に予測できる人間の行動によって引き起こされるが、供給者が意図しない方法による製品又はシステムの使用。 |
| 注記1 | | | 消費者安全に関する規定で、"合理的に予見可能な使用"という用語が、"意図する使用 (3.6)"及び"合理的な誤使用 (3.7)"の同義語として (使われることが増えている。 |
| 注記2 | | | リスク低減方策 (3.13) が講じられた後にも残っているリスク (3.9)。 |
| 3.8 | 残留リスク | residual risk | リスク低減方策 (3.13) が講じられた後にも残っているリスク (3.9)。 |
| 3.9 | リスク | risk | 危害 (3.1) の発生確率及びその危害の度合いの組合せ。 |
| 注記 | | | 発生確率には、ハザード (3.2) への暴露、危険事象 (3.3) の発生、及び危害の回避又は制限の可能性を含む。 |
| 3.10 | リスク分析 | risk analysis | 入手可能な情報を体系的に用いてハザード (3.2) を特定し、リスク (3.9) を見積ること。 |
| 3.11 | リスクアセスメント | risk assessment | リスク分析 (3.10) 及びリスク評価 (3.12) からなるすべてのプロセス。 |
| 3.12 | リスク評価 | risk evaluation | 許容可能なリスク (3.15) の範囲に抑えられたかを判定するためのリスク分析 (3.10) に基づく手順。 |
| 3.13 | リスク低減方策、保護方策 | risk reduction measure, protective measure | ハザード (3.2) を除去するか、又はリスク (3.9) を低減させるための手段又は行為 (例 参照)。 |
| 例 | | | 本質的安全設計 (3.5)、保護装置、個人用保護具、使用及び取付けのための情報、作業の組織、訓練、保護器具の利用、監視 |
| 3.14 | 安全 | safety | 許容不可能なリスク (3.9) がないこと。 |
| 3.15 | 許容可能なリスク | tolerable risk | 現在の社会の価値観に基づいて、与えられた状況下で、受け入れられるリスク (3.9) のレベル |
| 注記 | | | この規格において、"受容可能なリスク (acceptable risk)"及び"許容可能なリスク (tolerable risk)"は同義語の場合がある。 |
| 3.16 | 危害を受けやすい状態にある消費者 | vulnerable consumer | 年齢、理解力、身体的・精神的な状況又は限界、製品の安全 (3.14) 情報にアクセスできないなどの理由によって、製品又はシステムからの危害 (3.1) のより大きなリスク (3.9) にさらされている消費者。 |
| 4 | "安全"及び"安全な"という用語の使用 | | |
| 4.1 | | | 一般社会では、しばしば"安全"という用語を、すべてのハザードから守られている状態をいう (3.14参照)。しかし、正しくは、安全とは危害を引き起こすおそれがあると思われるハザードから守られている状態をいう。 |
| 4.2 | | | "安全"及び"安全な"という用語は、特に有益なその他の情報を伝えない場合には、形容詞としての使用は避けることが望ましい。さらに、"安全"及び"安全な"という用語は、リスクがないことを保証していると誤解されやすいので、可能な限り目的を示す用語に置き換えることが望ましい (例 参照)。 |
| | | | 例 "安全ヘルメット"の代わりに"保護ヘルメット"、"安全インピーダンス装置"の代わりに"保護インピーダンス装置"、"安全材料"の代わりに"滑りにくい材料"。 |
| 5 | リスクの要素 | | 特定の危険状態に関連するリスクは、次の要素の関数である。 |
| a) | | | 検討されている危害の発生確率。その危害は、ハザードから生じ得る。それは、次の要素の関数である。<br>ー ハザードへの暴露<br>ー 危険事象の発生<br>ー 危害の回避又は制限の可能性 |
| b) | | | 生じ得る危害の重大さ。 |

資料

院内事故調査報告書の雛形を示す。本資料は、報告書の書式の一例を示したものであり、事故の内容や原因究明の方法等に応じて書式を変更する必要がある。

---

○○に関する報告書

○○病院　院内事故調査委員会
2023 年○月○日

委員名簿

委員長　　：□□病院△△科部長　　　　○○○○
副委員長：○○病院副院長　　　　　　○○○○
委員　　　：△△病院××科部長　　　　○○○○
　　　　　　○○病院▽▽病棟師長　　　○○○○
　　　　　　○○病院薬剤科科長　　　　○○○○

---

**はじめに**

　○年○月○日、○○病院（以下「当院」）における○○手術の際に、○○となり患者が死亡する事故（以下「本件」）が発生した。(事故の概略の記載)

　本件の発生により亡くなられた患者と深い悲しみを与えられた家族（遺族）に対し、謹んで哀悼の意を表する。遺族等への配慮、謝罪等)

　本報告書は、本件の原因究明と再発防止策の検討を目的として設置された院内事故調査委員会による検討結果および提言等を取りまとめたものである。

　（医療法第6条の医療事故調査制度に基づく調査の報告書である場合は次の文章を記載する。）

　本報告書は、医療法第6条に定められた医療事故調査制度に基づき作成されたものであり、医療事故調査・支援センターへの提出およびご遺族への説明に用いるものである。なお、医療法第6条に定められた医療事故調査制度の目的は医療安全の確保であり、個人の責任を追及するものではない。

## 1．事故の概要

（1）患者

　○歳代、男性

（2）病名、手術・処置名

　○○、○○術

（3）要約

　○年○月○日、患者に○○手術を施行した際、○○が○○となった。○○を行い救命に努めたが、術後○日目に患者は○○を起こし、心肺停止となり、蘇生したが、○○日○○時○○分に死亡が確認された。

## 2．経過

　（事実のみを時系列に記載する）

〈入院までの経過〉

○年頃、○○医院にて○○と診断された。

○年○月頃、○○により手術が必要と判断され、○○医院より当院○○科へ紹介された。外来で、○○、○、○等の検査により、○○（診断名）、○○（病期）と診断され、入院、○○手術が予定された。

〈入院から手術までの経過〉

○年○月○日○時○分頃、患者は、○○の治療のため当院に入院した。

○月○日、検査により、○○手術の適応ありと判断され、予定通りの手術が決定した。

〈事故発生日の経過〉 (事故発生時の経過と、その前後の経過は分ける)

○月○日○時○分、○科医師Aにより○○手術が施行され…

○月○日○時○分、○○が○○となった。

○月○日○時○分、医師Bの発言によると、医師Bは即座に○○を施行したとしている。しかし、麻酔科医師Cは、○○の後ではなく、○○の後に医師Bが○○を施行したと発言しており、医師Bの発言とは異なっている。

(関係者間で発言が異なり、統一できない場合、両論併記する)

○月○日○時○分、手術を終了し、患者は退室した。


〈術後の経過〉

○月○日、CTにより○○の所見を認める。

○月○日○時頃、看護師Bは患者が○○であるのを発見した。直ちに○○医師に報告した。

○月○日○時頃、○○医師が診察し、蘇生を開始した (具体的な処置を記載する)。

○月○日○時○分頃、患者は心肺停止となり、○○医師は死亡を確認した。

死因は○○とされた (患者の転帰、死亡診断書に記載した死因を明記する)。

○月○日、医師○○による診察の結果、死体の外表に異状を認められなかったため、警察署に届け出なかった。


〈関係者の概要〉 (職員の氏名は匿名化する)

　　医師A　　○○科、主治医、臨床経験○年、当該部署での経験年数 (配属年数) ○年

　　医師B　　○○科、執刀医、臨床経験○年、当該部署での経験年数 (配属年数) ○年

　　看護師A　　○○病棟、主任、臨床経験○年、当該部署での経験年数 (配属年数) ○年

　　看護師B　　○○病棟、担当、臨床経験○年、当該部署での経験年数 (配属年数) ○年


## 3．事故前後の患者・家族（遺族）への説明

〈手術前の説明〉

　○年○月○日、医師Aが患者に対し、○○手術の目的と内容、手術を実施した場合と実施しない場合の利害得失 (予後や合併症)、代替治療の有無等について、次のように説明した。

　(具体的に記載する、または、説明同意書の複写を添付する)

　患者が説明の内容を理解したことを明らかにするために、説明同意書に患者のサインをしてもらった。


〈事故後の説明〉

　○年○月○日○時○分頃、患者の配偶者と患者の兄に対し、医師Aと看護師Aが、患者が○○の状態にあることを説明した。患者の兄からは、○○との発言があった。

　○年○月○日○時○分頃、医師Aと看護師Aと医療安全管理者が、○○の可能性と、

今後病院として○○することについて説明した。

〈患者・家族（遺族）の意見・考え〉

　患者の妻は、主治医による術前の説明において、今回のような○○が生じる可能性について説明がなかった点が問題であると考えている。患者の息子は、原因究明と再発防止、および損害に対する補償を望んでいる。

## 4．原因究明の方法

（1）関係者への事情聴取

　○年○月○日から○日にかけて、当院の○○科診療部長の医師と医療安全管理者の看護師が、医師Aと医師Bに対し個別に事情聴取をした。○年○月○日に、当院の○○病棟師長の看護師と医療安全管理者の看護師が、看護師Aと看護師Bに個別に事情聴取した。

（2）経過の整理

　医療安全管理者の看護師が、診療記録と関係者への事情聴取の結果に基づき事実の経過を整理した。その後、当院の関係者全員で内容の不整合や事実誤認の有無等を確認し、事実経過記録（出来事流れ図）を完成させた。

（3）原因分析の方法

　○年○月○日、事実の経過、関係者の事情聴取の記録、診療記録、関係者の提出した報告書、○○手術のガイドラインをもとに、根本原因分析（RCA）を実施した。

## 5．原因究明の結果

（1）○○機器の操作に関する知識の欠如

　医師Bは○○機器の○○時の操作について熟知していなかった。○○機器（型番）は、○年○月○日に購入され、直近では○月○日に臨床工学技士により正常に作動することが確認されている。その後、…また、○○であったことが推測される。（事実と推測や可能性を明確に分けて書く）

　その背後要因として、○○科では○○機器を使用することが少なく、医局内においてその使用法に関する定期的な教育を実施していなかったことが挙げられる。

（2）○○と○○の連携不足

　　○○…

（3）○○の管理方法が不明確

　　○○ …

## 6．再発防止策の検討と提言

　院内事故調査委員会では、事実の経過、関係者の事情聴取の記録、診療記録、関係者の提出した報告書、○○手術のガイドライン、根本原因分析の結果をもとに、問題点と再発防止策について討議した。その結論は以下の通りであった。

（1）○○機器の操作のわかりやすいマニュアルを作成し操作説明会を開催する

　メーカー担当者を呼び、○○機器の操作方法とメンテナンス方法、緊急時の対応方法等に関する勉強会を、○○機器を使用する医師と看護師を対象に年1回程度開催することが求められる。○○機器を使用する部署に新たに配属された医師と看護師については、勉強会への参加を義務付けることが望ましい。

（2）当該業務フローを検討し、○○と○○の役割を明確にし、連絡会を開催する

（3）○○の管理方法を明確にし、マニュアルを作成し、説明会を開催する


## 7．後日、再発防止策の実施状況と効果を評価する方法

　（1）○○機器の操作に関する定期的な勉強会の開催

　医療安全管理者は、勉強会の開催後に、勉強会の配布資料と参加者一覧表により、再発防止に役立つ内容であることを確認する。勉強会に不参加の医師、看護師のうち、特に受講が望まれる者については、臨床工学技士による継続支援をする。

　（2）○○と○○の役割の明確化と連絡会開催

　○○…

　（3）○○の管理方法に関するマニュアル作成と説明会開催

　○○…


## 8．本報告書の内容に対する当事者の意見

（1）医師B

　医師Cが、「医師Bが○○を施行したのは、○○の直後ではなく、△△の後である」と主張しているが、△△を先に施行する合理的な理由はないので、医師Cの主張には同意できない。


（2）患者の長男

　○○と○○の連携が悪かった理由に疑問が残る。当院の組織文化から見直すことも検討すべきである。


## 9．外部機関への報告、情報公開

　診察（検案）の結果、外表に異状が認められなかったため、警察に届け出なかった。

　○年○月○日○時、本件について、○○県保健医療部○○課へ電話により口頭で報告したところ、原因究明終了後に所定の書式で報告書を提出するように指導があった。

　○年○月○日○時、本件について、日本医療機能評価機構 医療事故情報収集等事業へ同機構のWEBサイトを通じて報告した。

　○○病院の情報公開基準に基づき、家族の同意のもと、本件の概要について当院のホームページ上で一定期間公開する。

## 10．院内事故調査委員の構成

所属と氏名（実名）

## 11．院内事故調査委員会の検討経過

（1）○年○月○日　第1回院内事故調査委員会

主に、事実の確認と、今後の原因究明のやり方について検討した。

（2）○年○月○日　第2回院内事故調査委員会

主に、事実の経過と事情聴取の結果に基づき、原因を検討した。

（3）○年○月○日　第3回院内事故調査委員会

主に、根本原因分析の結果と、外部の専門家の意見に基づき、原因を特定し、再発防止策について検討した。

（4）○年○月○日　第4回院内事故調査委員会

院内事故調査委員会委員である医療安全管理者が取りまとめた本報告書の内容を検討し、院内事故調査委員会として最終的に合意した。

## 12．終わりに

本委員会では、当院で発生した○○の事故について、原因究明に努め、再発防止策を提言した。○○病院は、本委員会の提言を真摯に受け止め、類似の医療事故の再発防止に全力で取り組まねばならない。

資　料

（平成 24 年）

社団法人　全日本病院協会
「医療事故調査委員会・懲罰委員会に関する提言」

## 1. はじめに

（社）全日本病院協会では、医療安全及び医療事故の原因究明・再発防止・責任追及に関して、以前より、「病院のあり方に関する報告書」、厚生労働省「診療行為に関連した死亡に係る死因究明等の在り方に関する検討会」、患者団体との意見交換会、医療安全に関する講演会等において、機会がある毎に意見を表明してきた。

この中で、①各施設においては、医療事故防止の視点から、より積極的な医療安全のための取り組みが必要であること、②ひとたび医療事故が発生した場合には、院内医療事故調査委員会において組織的に原因究明と再発防止に努めるべきであり、そのための手法の開発、病院団体など院外組織による支援体制の確立が図られるべきであること、③医療事故調査委員会など院外組織による原因究明・再発防止と責任追及は同一の組織で実施してはならず、責任追及は限定的であるべきあること、④医療機関に報告義務を課すことは責任追及、懲罰に繋がらない場合に限定すべきであること、を一貫して主張している。平成20年4月に公表された「医療の安全の確保に向けた医療事故による死亡の原因究明・再発防止等の在り方に関する試案　―第三次試案―」や、また同年6月に公表された「医療安全調査委員会設置法案（仮称）大綱案」に対して、全日病が反対意見を述べた主な理由は、原因究明・再発防止と責任追及が同一の組織で行われること、個人の処罰を前提とした内容だからである。

その上で、原因究明・再発防止・責任追及の組織のあり方の概要を図の如く示してきたが、事故の届出の具体的内容や処罰に関する組織作りの明確な提言を行うことが課題として残っていた。この度、全日本病院協会では更なる検討を重ね、「医療事故調査委員会・懲罰委員会に関する提言」を取り纏めたので、下記の如く提言する。

医療事故調査委員会
原因究明と個人の懲罰（有責判断）

## 2. 医療事故調査委員会・懲罰委員会の設置の目的

　医療事故調査委員会は基本的に院内に設置されるべきものであるが、ここで示す院外事故調査委員会（点線枠内）と懲罰委員会は第三者によって構成されて院外に設置されるもので、明示的に定義された重大事故*に関して医学的な適切性を検討し、不適切と判断された場合には懲罰を科し、あるいは行政へ勧告することを目的としており、訴訟等、法律で規定された被害者側の権利を妨げるものではない。
　　＊「6. 明示的に定義された重大事故の事例」参照

## 3. 医療事故調査委員会の概要

　原因究明・再発防止を目的とする医療事故調査委員会の概要は下記の通りである。
- ・調査委員会は、医療関係団体が設置する。
- ・調査委員会の構成は、臨床医、必要に応じて病理医、他の医療関連職種とする。必要に応じて、事故分析の専門家を加える。
- ・調査委員会では、医学的な事項に限定して検討を行う。
- ・調査にあたっては、基本的人権に配慮する。
- ・調査の概要と結果を関係者（患者または遺族・医療機関・行政）へ報告する。
- ・調査期間中は、警察捜査に対して時間的に優先する
- ・調査委員会の質の担保のために、一定期間は1、2箇所に事例を集約し、そこで検討を行う。その後、地域毎に設置する。
- ・調査委員会は、医学的適切性に問題があると判断した事例を懲罰委員会に送致する。

## 4. 懲罰委員会の概要

　責任追及に関する懲罰委員会の概要は下記の通りである。
- ・医療団体の自律的な行動として、医療機関の管理者はこの決定に従うこととする。
- ・再教育に関しては、各職能団体の協力を得る。
- ・再教育を受けるまでは、医療機関の管理者は、一定期間、臨床の制限（資格制限）を設ける。
- ・専門資格制限に関しては、行政に勧告する。
- ・行政は本委員会の決定に基づいた勧告を勘案して、処分を行う。
- ・懲罰の内容は、患者又は遺族等へ報告する。

## 5. 医療事故調査委員会・懲罰委員会に関するその他の事項

- ・懲罰を受けた者は、委員会の決定に関して異議申し立てを行い、再調査を受けることができる。
- ・両委員会の業務は公益性が大であり、その財源は国及び医療関係団体が拠出する。

## 6. 明示的に定義された重大事故の事例

明示的に定義した診療項目別重大事故の事例は以下の通りである。

①手術関連項目
- ・異なった部位への手術
- ・異なった患者への手術
- ・誤った外科手術*
  - ＊「誤った外科手術」については、巻末資料を参照
- ・外科手術後の遺物
- ・ASA 身体状態 1＊の術中・術直後の死亡
  - ＊「ASA 身体状態」については、巻末資料を参照

②医療機器関連項目
- ・汚染された薬剤・機器・生体材料使用にともなう死亡・重篤な後遺障害
- ・機器の不適切な使用による死亡・重篤な後遺障害
- ・医療用ガスラインの誤りに伴う死亡・重篤な後遺障害（有毒ガスの混入を含む）
- ・血管内の空気塞栓による死亡・重篤な後遺障害

③処置関連項目
- ・薬剤事故による死亡・重篤な後遺障害
- ・異型輸血による死亡・重篤な後遺障害
- ・低リスク出産時の母体死亡・重篤な後遺障害


巻末資料


## 1. 誤った外科手術とは

術前の患者への説明と異なった全ての外科手術


## 2. ASA 身体状態とは

アメリカ麻酔科学会（ASA ： American Society of Anesthesiologists）が、手術前の患者の身体状態を 6 段階に分類している。

ASA 身体状態 1：一般的に良好な患者
ASA 身体状態 2：軽度の全身疾患を有する患者
ASA 身体状態 3：重度の全身疾患を有する患者
ASA 身体状態 4：継続的に生命を脅かす重度の全身疾患を有する患者
ASA 身体状態 5：手術をしなくても助かる見込みの低い瀕死の患者
ASA 身体状態 6：ドナーへの移植が目的で臓器を摘出される脳死状態を宣言された患者

医療事故に係る調査の仕組み等のあり方に関する検討部会報告
「医療事故に係る調査の仕組み等に関する基本的なあり方」について

第13回医療事故に係る調査の仕組み等のあり方に関する検討部会
平成25年5月29日

「医療事故に係る調査の仕組み等に関する基本的なあり方」について

## 1. 調査の目的
　原因究明及び再発防止を図り、これにより医療の安全と医療の質の向上を図る。

## 2. 調査の対象
　診療行為に関連した死亡事例（行った医療又は管理に起因して患者が死亡した事例であり、行った医療又は管理に起因すると疑われるものを含み、当該事案の発生を予期しなかったものに限る）。
　死亡事例以外については、段階的に拡大していく方向で検討する。

## 3. 調査の流れ
　医療機関は、診療行為に関連した死亡事例が発生した場合、まずは遺族に十分な説明を行い、第三者機関に届け出た上で、必要に応じて第三者機関に助言を求めつつ、速やかに院内調査を行い、当該調査結果について第三者機関に報告する（第三者機関から行政機関には報告しない）。

　院内調査の実施状況や結果に納得が得られなかった場合など、遺族又は医療機関から調査の申請があったものについて、第三者機関が調査を行う。

## 4. 院内調査のあり方について
　診療行為に関連した死亡事例が発生した場合、医療機関は院内に事故調査委員会を設置するものとする。その際、必要に応じて外部の支援を求めることができる。なお、中立性・透明性・公正性の観点から、外部の支援を受けることが望ましいとの意見があることに留意して、医療機関は対応することが必要である。

　外部の支援を円滑・迅速に受けることができるよう、その支援や連絡・調整を行う主体として、都道府県医師会、医療関係団体、大学病院等を『支援法人・組織』として予め登録する仕組みを設けることとする。

　診療行為に関連した死亡事例が発生した場合、医療機関は、遺族に対し、調査の方法（実施体制、解剖や死亡時画像診断の手続き等）を記載した書面を交付するとともに、死体の保存（遺族が拒否した場合を除く）、関係書類等の保管を行うこととする。

院内調査の報告書は、遺族に十分説明の上、開示しなければならないものとし、院内調査の実施費用は医療機関の負担とする。

上記の院内事故調査の手順については、第三者機関への届け出を含め、厚生労働省においてガイドラインを策定する。

## 5. 第三者機関のあり方について
独立性・中立性・透明性・公正性・専門性を有する民間組織を設置する。

第三者機関は以下の内容を業務とすることとする。
①医療機関からの求めに応じて行う院内調査の方法等に係る助言
②医療機関から報告のあった院内調査結果の報告書に係る確認・分析
　※当該確認・分析は、医療事故の再発防止のために行われるものであって、医療事故に関わった医療関係職種の過失を認定するために行われるものではない。
③遺族又は医療機関からの求めに応じて行う医療事故に係る調査
④医療事故の再発防止策に係る普及・啓発
⑤支援法人・組織や医療機関において事故調査等に携わる者への研修

第三者機関は、全国に一つの機関とし、調査の実施に際しては、案件ごとに各都道府県の「支援法人・組織」と一体となって行うこととする。なお、調査に際しては、既に院内調査に関与している支援法人・組織と重複することがないようにすべきである。

医療機関は、第三者機関の調査に協力すべきものであることを位置付けた上で、仮に、医療機関の協力が得られず調査ができない状況が生じた場合には、その旨を報告書に記載し、公表することとする。

第三者機関が実施した医療事故に係る調査報告書は、遺族及び医療機関に交付することとする。

第三者機関が実施する調査は、医療事故の原因究明及び再発防止を図るものであるとともに、遺族又は医療機関からの申請に基づき行うものであることから、その費用については、学会・医療関係団体からの負担金や国からの補助金に加え、調査を申請した者（遺族や医療機関）からも、申請を妨げることとならないよう十分配慮しつつ一定の負担を求めることとする。

第三者機関からの警察への通報は行わない（医師が検案をして異状があると認めたときは、従前どおり、医師法第21条に基づき、医師から所轄警察署へ届け出る）。

（参考）医療事故調査制度における調査制度の仕組み

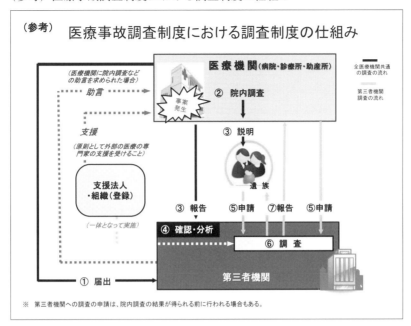

**医療事故に係る調査の仕組み等のあり方に関する検討部会構成員名簿　五十音順（敬称略）**

| 有賀　徹 | 昭和大学病院院長 |
| 鮎澤純子 | 九州大学大学院医学研究院准教授 |
| 飯田修平 | 練馬総合病院院長 |
| 岩井宜子 | 専修大学法科大学院名誉教授 |
| 加藤良夫 | 栄法律事務所弁護士 |
| 里見　進 | 東北大学総長 |
| 高杉敬久 | 日本医師会常任理事 |
| 豊田郁子 | 新葛飾病院セーフティーマネージャー |
| 中澤堅次 | 秋田労災病院第二内科部長 |
| 樋口範雄 | 東京大学大学院法学政治学研究科教授 |
| 本田麻由美 | 読売新聞東京本社編集局社会保障部記者 |
| 松月みどり | 日本看護協会常任理事 |
| 宮澤　潤 | 宮澤潤法律事務所弁護士 |
| 山口育子 | NPO法人ささえあい医療人権センターCOML 理事長 |
| 山口　徹 | 国家公務員共済組合連合会虎の門病院院長 |
| 山本和彦 | 一橋大学大学院法学研究科教授　（座長） |

## 死因究明制度検討の経緯

**2004 年 4 月** 日本内科学会、日本外科学会、日本病理学会及び日本医学会の共同声明「診療行為に関連した患者死亡の届出について～中立的専門機関の創設に向けて～」

**2004 年 9 月** 日本医学会加盟の主な 19 学会の共同声明「診療行為に関連した患者死亡の届出について～中立的専門機関の創設に向けて～」

**2005 年 9 月** 診療行為に関連した死亡の調査分析モデル事業開始

**2006 年 6 月** 医療制度改革に関する国会審議第三者機関による調査、紛争解決の仕組み等について必要な検討を行うとの附帯決議

**2007 年 3 月** 厚生労働省「診療行為に関連した死亡の死因究明等のあり方に関する課題と検討の方向性」 https://www.mhlw.go.jp/topics/bukyoku/isei/i-anzen/kentou/dl/2a.pdf

**2007 年 4 月 20 日～08 年 12 月 1 日** 厚生労働省「診療行為に関連した死亡に係る死因究明等の在り方に関する検討会」https://www.mhlw.go.jp/topics/bukyoku/isei/i-anzen/kentou/index.html

**2007 年 10 月** 厚生労働省「診療行為に関連した死亡の死因究明等の在り方に関する試案－第二次試案－」https://www.mhlw.go.jp/topics/bukyoku/isei/i-anzen/kentou/dl/2e.pdf

**2007 年 12 月** 自由民主党医療紛争処理のあり方検討会「診療行為にかかる死因究明制度等について」

**2008 年 4 月** 厚生労働省「医療の安全の確保に向けた医療事故による死亡の原因究明・再発防止等の在り方に関する試案—第三次試案—」
　　　https://www.mhlw.go.jp/topics/bukyoku/isei/i-anzen/kentou/dl/2f.pdf

**2008 年 6 月** 民主党「医療に係る情報の提供、相談支援及び紛争の適正な解決の促進並びに医療事故等の再発防止のための医療法等の一部を改正する法律（仮称）案骨子試案」（通称・患者支援法案）、「医療事故等による死亡等（高度障害等を含む）の原因究明制度（案）」

**2008 年 6 月** 厚生労働省「医療安全調査委員会設置法案（仮称）大綱案」
https://www.mhlw.go.jp/topics/bukyoku/isei/i-anzen/kentou/dl/080613_an.pdf
https://www.mhlw.go.jp/topics/bukyoku/isei/i-anzen/kentou/dl/080613_daisanji_sian.pdf

**2011 年 8 月** 医療の質の向上に資する無過失補償制度等のあり方に関する検討会開催

**2012 年 2 月** 医療事故に係る調査の仕組み等のあり方に関する検討部会開催

**2014 年 11 月** 医療事故調査制度の施行に係る検討会

**2019 年 6 月** 死因究明等推進基本法成立

**2020 年 4 月** 死因究明等推進基本法施行

## 日本医療機能評価機構における産科医療補償制度の経緯

**2006 年 11 月** 自民党政務調査会・社会保障制度調査会・医療紛争処理のあり方検討会において「産科医療における無過失補償制度の枠組みについて」が示される

**2007 年 2 月** 産科医療補償制度運営組織準備委員会開催

**2008 年 1 月**　産科医療補償制度運営組織準備委員会が報告書をまとめる

**2008 年 7 月**　産科医療補償制度運営委員会開催

**2009 年 1 月**　産科医療補償制度創設

2014 年 7 月 25 日

一般社団法人日本品質管理学会　会長　中條　武志

医療経営の総合的「質」研究会　主査　永井　庸次

副査　飯田　修平

　第 186 回通常国会で「地域における医療及び介護の総合的な確保を推進するための関係法律の整備等に関する法律」が成立（2014 年 6 月 18 日）し、医療法の改正を含めて、2015年 10 月 1 日から医療事故調査制度が新たな枠組みで開始されることになった。本法律は 19の法律の改正を伴う一括法であり、十分な審議が尽くされたとは言い切れず、参議院厚生労働委員会でも付帯決議がなされた。また、第三者医療事故調査機関の設置が組み込まれており、その運用に関するガイドラインを厚生労働科学研究「診療行為に関連した死亡の調査の手法に関する研究」（西澤班）が検討している。

　一般社団法人日本品質管理学会は、品質管理を専門領域とする学術団体である。また、医療経営の総合的「質」研究会は、学会内に設置された、理事会直轄の計画研究会であり、医療の総合的質管理（TQM：Total Quality Management）に関する新たな方法論の開発や実践について検討を行っている。メンバーは、病院の経営者、医療従事者および安全管理室・質保証室担当者、企業の経営者および品質保証責任者、大学の品質管理研究者等である。

　日本品質管理学会および医療経営の総合的「質」研究会は、医療への品質管理の応用に関して検討を行ってきた専門家集団として、上記法律の制定に引き続く議論において、以下の点についての配慮がなされることを強く望むものである。

（1）　医療事故調査の重要な目的の一つは、医療事故の原因究明と再発防止である。これにより、医療提供体制、プロセスおよび技術を改善・向上させ、類似の事故を未然に防止できる。

（2）　原因究明と責任追及とは別次元のことであるにもかかわらず、医療事故調査においては、両者が同じ枠組みで議論される傾向がある。原因究明のために提出・収集された情報が責任を追及するために用いられることになれば、必要な情報の提供・収集が困難となり、適切な原因究明ができなくなるおそれが大きい。このため、製造や運輸等の他分野においては、原因究明のための情報を責任追及に利用しないことが原則となっている。

（3）　上記法律に基づく医療事故調査制度は、原因究明と再発防止に限定し、責任追及は別の枠組みで議論するべきである。このことが明文化されていない医療事故調査制度は、事故の再発防止に役立たないだけでなく、かえって害をなすものである。

（4）　医療事故調査制度に関する今後の議論においては、医療事故の原因究明と責任追及を分離し、事故の再発を防止することに主眼をおいた運用ガイドラインを策定するべきである。

資料 8-1．医療法施行規則（特定機能病院の医療安全に関する事項）

**第九条の二十**　特定機能病院の管理者は、次に掲げるところにより、法第十六条の三第一項各号に掲げる事項を行わなければならない。

一　次に掲げるところにより、高度の医療を提供すること。

イ　特定機能病院以外の病院では通常提供することが難しい診療の提供を行うこと。

ロ　臨床検査及び病理診断を適切に実施する体制を確保すること。

ハ　第一条の十一第一項各号に掲げる体制を確保し、及び次条第一項第一号から第十三号の二までに掲げる事項を行うこと。

ニ　次条第一項第十四号に規定する報告書を作成すること。

二　次に掲げるところにより、高度の医療技術の開発及び評価を行うこと。

イ　特定機能病院以外の病院では通常提供することが難しい診療に係る技術の研究及び開発を行うこと。

ロ　医療技術の有効性及び安全性を適切に評価すること。

三　高度の医療に関する臨床研修（医師法第十六条の二第一項及び歯科医師法第十六条の二第一項の規定によるものを除く。）を適切に行わせること。

三の二　医療の高度の安全の確保に関する事項として次条第一項各号に規定するものを行うこと。

四　診療並びに病院の管理及び運営に関する諸記録の管理に関する責任者及び担当者を定め、諸記録を適切に分類して管理すること。

五　診療並びに病院の管理及び運営に関する諸記録の閲覧に関する責任者、担当者及び閲覧の求めに応じる場所を定め、当該場所を見やすいよう掲示すること。

六　次に掲げるところにより、紹介患者に対し、医療を提供すること。

イ　その管理する病院について、紹介患者の数と救急用自動車によつて搬入された患者の数を合計した数を初診の患者の数（休日又は夜間に受診した患者の数を除く。次号イにおいて同じ。）で除して得た数（以下この号において「紹介率」という。）を維持し、当該維持された紹介率を高めるよう努めること。

ロ　紹介率が百分の五十を下回る病院にあつては、おおむね五年間に紹介率を百分の五十まで高めるよう努めるものとし、そのための具体的な年次計画を作成し、厚生労働大臣に提出すること。

七　次に掲げるところにより、他の病院又は診療所に対する患者紹介を行うこと。

イ　その管理する病院について、他の病院又は診療所に紹介した患者の数を初診の患者の数で除して得た数（以下この号において「逆紹介率」という。）を維持し、当該維持された逆紹介率を高めるよう努めること。

ロ　逆紹介率が百分の四十を下回る病院にあつては、おおむね五年間に逆紹介率を百分の四十まで高めるよう努めるものとし、そのための具体的な年次計画を作成し、厚生労働大臣に提出すること。

２　がん、循環器疾患その他の国民の健康に重大な影響のある疾患に関し、高度かつ専門的な医療を提供する特定機能病院に関する前項の規定の適用については、同項第六号ロ中「百分の五十」とあるのは「百分の八十」と、同項第七号ロ中「百分の四十」とあるのは「百分の六十」とする。

**第九条の二十の二**　前条第一項第三号の二に規定する事項は、次のとおりとする。

一　医療安全管理責任者を配置し、第六号に規定する医療安全管理部門、医療安全管理委員会、医薬品安全管理責任者及び医療機器安全管理責任者を統括させること。

二　専任の院内感染対策を行う者を配置すること。

三　医薬品安全管理責任者に、第一条の十一第二項第二号イからハまでに掲げる事項のほか、次に掲げる事項を行わせること。

イ　医薬品の安全使用のための業務に資する医薬品に関する情報の整理、周知及び当該周知の状況の確認

ロ　未承認等の医薬品の使用に関し、当該未承認等の医薬品の使用の状況の把握のための体系的な仕組みの構築並びに当該仕組みにより把握した未承認等の医薬品の使用の必要性等の検討の状況の確認、必要な指導及びこれらの結果の共有

ハ　イ及びロに掲げる措置を適切に実施するための担当者の定め

四　法第一条の四第二項の説明に関する責任者を配置し、及び同項に規定する医療の担い手（以下この号において「医療の担い手」という。）が説明を行う際の同席者、標準的な説明内容その他説明の実施に必要な方法に関する規程を作成することにより、説明を行う医療の担い手が適切に医療を受ける者の理解を得るようにすること。

五　診療録その他の診療に関する記録（以下この号において「診療録等」という。）の管理に関する責任者を定め、当該責任者に診療録等の記載内容を確認させるなどにより、診療録等の適切な管理を行うこと。

六　専従の医師、薬剤師及び看護師を配置した医療に係る安全管理を行う部門（以下この項において「医療安全管理部門」という。）を設置し、次に掲げる業務を行わせること。

イ　医療安全管理委員会に係る事務

ロ　事故その他の医療安全管理部門において取り扱うことが必要なものとして管理者が認める事象が発生した場合における診療録その他の診療に関する記録の確認、患者又はその家族への説明、当該事象の発生の原因の究明の実施その他の対応の状況の確認及び当該確認の結果に基づく従業者への必要な指導

ハ　医療に係る安全管理に係る連絡調整

ニ　医療に係る安全の確保のための対策の推進

ホ　医療に係る安全の確保に資する診療の状況の把握及び従業者の医療の安全に関する意識の向上の状況の確認

七　高難度新規医療技術を用いた医療を提供するに当たり、次に掲げる措置を講ずること。

イ　高難度新規医療技術を用いた医療を提供する場合に、当該高難度新規医療技術の提供

の適否等を決定する部門を設置すること。

ロ　別に厚生労働大臣が定める基準に従い、高難度新規医療技術を用いた医療を提供する場合に、従業者が遵守すべき事項及びイに規定する部門が確認すべき事項等を定めた規程を作成すること。

ハ　イに規定する部門に、従業者のロに規定する規程に定められた事項の遵守状況を確認させること。

八　未承認新規医薬品等を用いた医療を提供するに当たり、次に掲げる措置を講ずること。

イ　未承認新規医薬品等を用いた医療を提供する場合に、当該未承認新規医薬品等の使用条件を定め、使用の適否等を決定する部門を設置すること。

ロ　別に厚生労働大臣が定める基準に従い、未承認新規医薬品等を用いた医療を提供する場合に、従業者が遵守すべき事項及びイに規定する部門が確認すべき事項等を定めた規程を作成すること。

ハ　イに規定する部門に、従業者のロに規定する規程に定められた事項の遵守状況を確認させること。

九　医療に係る安全管理に資するため、次に掲げる措置を講ずること。

イ　次に掲げる場合に、従業者に速やかに医療安全管理部門にそれぞれ次に定める事項を報告させること。

（１）入院患者が死亡した場合　当該死亡の事実及び死亡前の状況

（２）（１）に掲げる場合以外の場合であつて、通常の経過では必要がない処置又は治療が必要になつたものとして管理者が定める水準以上の事象が発生したとき　当該事象の発生の事実及び発生前の状況

ロ　イの場合においては、医療安全管理委員会に、第一条の十一第一項第二号イからハまでに掲げる業務のほか、次に掲げる業務を行わせること。

（１）イの規定による報告の実施の状況の確認及び確認結果の管理者への報告

（２）（１）に規定する実施の状況が不十分な場合における適切な報告のための従業者への研修及び指導

十　他の特定機能病院等の管理者と連携し、次に掲げる措置を講ずること。

イ　年に一回以上他の特定機能病院等に従業者を立ち入らせ、必要に応じ、医療に係る安全管理の改善のための技術的助言を行わせること。

ロ　年に一回以上他の特定機能病院等の管理者が行うイに規定する従業者の立入りを受け入れ、イに規定する技術的助言を受けること。

十一　当該病院内に患者からの安全管理に係る相談に適切に応じる体制を確保すること。

十二　第一条の十一第一項第三号に規定する職員研修のほか、次に掲げる事項について職員研修を実施すること。

イ　前各号及び第十三号の二並びに第十五条の四第二号及び第四号に掲げる事項に関する事項

ロ　法第十九条の二第二号に規定する監査委員会から、第十五条の四第二号ニ（２）の意

見の表明があつた場合における当該意見に関する事項

ハ　医師、歯科医師、薬剤師、看護師その他の従業者が連携及び協働して医療を提供する
　　ために必要な知識及び技能であつて、高度の医療を提供するために必要なものに関す
　　る事項

十三　医療安全管理責任者、医薬品安全管理責任者及び医療機器安全管理責任者に定期的
　　　に医療に係る安全管理のための研修を受けさせるとともに、自ら定期的に当該研修
　　　を受けること。

十三の二　特定機能病院における医療の安全の確保に資すると認められる方法により医療
　　　　　機関内における事故の発生の防止に係る第三者による評価を受け、当該評価及
　　　　　び改善のため講ずべき措置の内容を公表し、並びに当該評価を踏まえ必要な措
　　　　　置を講ずるよう努めるものとすること。

十四　次に掲げる医療機関内における事故その他の報告を求める事案（以下「事故等事
　　　案」という。）が発生した場合には、当該事案が発生した日から二週間以内に、次
　　　に掲げる事項を記載した当該事案に関する報告書（以下「事故等報告書」という。）
　　　を作成すること。

イ　誤つた医療又は管理を行つたことが明らかであり、その行つた医療又は管理に起因し
　　て、患者が死亡し、若しくは患者に心身の障害が残つた事例又は予期しなかつた、若
　　しくは予期していたものを上回る処置その他の治療を要した事案

ロ　誤つた医療又は管理を行つたことは明らかでないが、行つた医療又は管理に起因し
　　て、患者が死亡し、若しくは患者に心身の障害が残つた事例又は予期しなかつた、若
　　しくは予期していたものを上回る処置その他の治療を要した事案（行つた医療又は管
　　理に起因すると疑われるものを含み、当該事案の発生を予期しなかつたものに限る。）

ハ　イ及びロに掲げるもののほか、医療機関内における事故の発生の予防及び再発の防止
　　に資する事案

2　事故等報告書には、次に掲げる事項を記載するものとする。

一　事故等事案が発生した日時、場所及び診療科名

二　性別、年齢、病名その他の事故等事案に係る患者に関する情報

三　職種その他の事故等事案に係る医療関係者に関する情報

四　事故等事案の内容に関する情報

五　前各号に掲げるもののほか、事故等事案に関し必要な情報

**第十二条**　特定機能病院及び事故等報告病院の管理者は、事故等事案が発生した場合に
は、当該事故等事案に係る事故等報告書を当該事故等事案が発生した日から原則として二
週間以内に、事故等分析事業（事故等事案に関する情報又は資料を収集し、及び分析し、
その他事故等事案に関する科学的な調査研究を行うとともに、当該分析の結果又は当該調
査研究の成果を提供する事業をいう。以下同じ。）を行う者であつて、厚生労働大臣の登
録を受けたもの（以下「登録分析機関」という。）に提出しなければならない。

**第十二条の二**　前条の登録は、事故等分析事業を行おうとする者の申請により行う。

2　前条の登録を受けようとする者は、次に掲げる事項を記載した申請書を厚生労働大臣

に提出しなければならない。

一　申請者の氏名又は名称並びに法人にあつては、その代表者の氏名

二　事故等分析事業を行おうとする主たる事務所の名称及び所在地

三　事故等分析事業を開始しようとする年月日

3　前項の申請書には、次に掲げる書類を添付しなければならない。

一　申請者が個人である場合は、その住民票の写し

二　申請者が法人である場合は、その定款又は寄附行為及び登記事項証明書

三　申請者が次条各号の規定に該当しないことを説明した書類

四　第十二条の四第一項第八号に規定する委員の氏名及び略歴

五　申請者が法人である場合は、その役員の氏名及び略歴を記載した書類

六　事故等分析事業以外の業務を行つている場合には、その業務の種類及び概要を記載した書類

**第十五条の四**　特定機能病院の開設者は次に掲げるところにより、法第十九条の二各号に規定する措置を講じなければならない。

一　管理者が有する当該病院の管理及び運営に必要な人事及び予算執行権限について明確化すること。

二　次に掲げる要件を満たす医療の安全の確保に関する監査委員会を設置し、委員名簿及び委員の選定理由について、これらの事項を記載した書類を厚生労働大臣に提出すること及び公表を行うこと。

イ　委員の数は三人以上とし、委員長及び委員の半数を超える数は、当該病院と利害関係のない者から選任すること。

ロ　イに規定する利害関係のない者には、次に掲げる者を含むものとすること。

（1）医療に係る安全管理又は法律に関する識見を有する者その他の学識経験を有する者

（2）医療を受ける者その他の医療従事者以外の者（（1）に掲げる者を除く。）

ハ　年に二回以上開催すること。

ニ　次に掲げる業務を行うこと。

（1）医療安全管理責任者、医療安全管理部門、医療安全管理委員会、医薬品安全管理責任者、医療機器安全管理責任者等の業務の状況について管理者等から報告を求め、又は必要に応じて自ら確認を実施すること。

（2）必要に応じ、当該病院の開設者又は管理者に対し、医療に係る安全管理についての是正措置を講ずるよう意見を表明すること。

（3）（1）及び（2）に掲げる業務について、その結果を公表すること。

三　次に掲げる法第十九条の二第三号に規定する体制を整備すること。

イ　特定機能病院の管理者の業務が法令に適合することを確保するための体制

ロ　特定機能病院の開設者又は理事会等による当該特定機能病院の業務の監督に係る体制

四　次に掲げるところにより、医療安全管理の適正な実施に疑義が生じた場合等の情報提供を受け付けるための窓口を設置すること。

イ　当該窓口に提供する情報の範囲、情報提供を行つた個人を識別することができないよ

うにするための方策その他窓口の設置に関し必要な事項を定めること。

ロ　当該窓口及びその使用方法について従業者に周知すること。

附則（平成二十八年六月一〇日厚生労働省令第一一〇号）


（施行期日）

**第一条**　この省令は、公布の日から施行する。

（経過措置）

**第二条**　この省令の施行の際現に医療法第四条の二第一項の規定による承認を受けている特定機能病院の開設者に対するこの省令による改正後の医療法施行規則（以下「改正後医療法施行規則」という。）第九条の二の二第一項第八号の規定の適用については、平成三十年四月一日以後に任命した管理者に関するものに限り、同項に規定する報告書に記載しなければならないものとする。

2　この省令の施行の際現に医療法第四条の二第一項の規定による承認を受けている特定機能病院の開設者については、当該特定機能病院の管理者に対し次条（第二号に係る部分に限る。）の規定（改正後医療法施行規則第九条の二十三第一項第九号に係る部分に限る。）の適用がある場合においては、改正後医療法施行規則第九条の二の二第一項第十一号の規定は、適用しない。

**第三条**　この省令の施行の際現に医療法第四条の二第一項の規定による承認を受けている特定機能病院の管理者であって次の各号に掲げる改正後医療法施行規則の規定に規定する措置を講じていないものについては、それぞれ当該措置を講ずるための計画を厚生労働大臣に提出した場合に限り、当該各号に定める日までの間（当該計画に基づき当該措置を講ずることとなった場合には、措置を講じたときまでの間）は、なお従前の例による。

一　第九条の二十三第一項第一号、第三号から第五号まで、第十号及び第十三号　平成二十八年九月三十日

二　第九条の二十三第一項第六号（同号ホに係る部分に限る。）、第七号から第九号まで、第十一号及び第十四号　平成二十九年三月三十一日

三　第九条の二十三第一項第十五号　平成三十年三月三十一日

**第四条**　この省令の施行の際現に医療法第四条の二第一項の規定による承認を受けている特定機能病院の管理者であって改正後医療法施行規則第九条の二十三第一項第六号に規定する措置（専従の医師、薬剤師及び看護師の配置に係るものに限る。）を講ずることができないことがやむを得ない事情があるものについては、当該措置を講ずるための計画を厚生労働大臣に提出した場合に限り、平成三十年三月三十一日までの間（当該計画に基づき当該措置を講ずることとなった場合には、措置を講じたときまでの間。次項において同じ。）は、同号の規定（専従の医師、薬剤師及び看護師の配置に係る部分に限る。）は、適用しない。

2　前項の特定機能病院の管理者は、平成三十年三月三十一日までの間は、次に掲げる措置を講ずるものとする。

一　改正後医療法施行規則第九条の二十三第一項第六号に規定する医療安全管理部門（次

条第二項第一号において「医療安全管理部門」という。）に、専従の医師、薬剤師及び看護師を配置するよう努めること。

二　専任の医療に係る安全管理を行う者を配置すること。

3　前項の場合における改正後医療法施行規則の規定の適用については、次の表の上欄に掲げる改正後医療法施行規則の規定中同表の中欄に掲げる字句は、それぞれ同表の下欄に掲げる字句とする。

| | | |
|---|---|---|
| 第九条の二の二第一項第十二号 | 及び | 並びに |
| | 事項 | 事項及び医療法施行規則の一部を改正する省令（平成二十八年厚生労働省令第百十号。以下「平成二十八年改正省令」という。）附則第四条第二項各号に掲げる措置 |
| 第九条の二十第一項第一号ハ | 及び | 並びに |
| | 事項 | 事項及び平成二十八年改正省令附則第四条第二項各号に掲げる措置 |
| 第九条の二十二 | 事項及び | 事項及び平成二十八年改正省令附則第四条第二項各号に掲げる措置並びに |
| 第九条の二十三第一項第十四号イ | 事項に | 事項及び平成二十八年改正省令附則第四条第二項各号に掲げる措置に |
| 第二十二条の三第三号 | 事項 | 事項及び平成二十八年改正省令附則第四条第二項各号に掲げる措置 |

**第十条の二**　特定機能病院の開設者は、前条の規定により管理させる場合は、厚生労働省令で定めるところにより、第十六条の三第一項各号に掲げる事項の実施その他の特定機能病院の管理及び運営に関する業務の遂行に関し必要な能力及び経験を有する者を管理者として選任しなければならない。

2　前項の規定による特定機能病院の管理者の選任は、厚生労働省令で定めるところにより、特定機能病院の開設者と厚生労働省令で定める特別の関係がある者以外の者を構成員に含む管理者となる者を選考するための合議体を設置し、その審査の結果を踏まえて行わなければならない。

**第十六条の三**　特定機能病院の管理者は、厚生労働省令の定めるところにより、次に掲げる事項を行わなければならない。

一　高度の医療を提供すること。

二　高度の医療技術の開発及び評価を行うこと。

三　高度の医療に関する研修を行わせること。

四　医療の高度の安全を確保すること。

五　第二十二条の二第三号及び第四号に掲げる諸記録を体系的に管理すること。

六　当該特定機能病院に患者を紹介しようとする医師その他厚生労働省令で定める者から第二十二条の二第三号又は第四号に掲げる諸記録の閲覧を求められたときは、正当の理由がある場合を除き、当該諸記録のうち患者の秘密を害するおそれのないものとして厚生労働省令で定めるものを閲覧させること。

七　他の病院又は診療所から紹介された患者に対し、医療を提供すること。

八　その他厚生労働省令で定める事項

2　特定機能病院の管理者は、特定機能病院の管理及び運営に関する事項のうち重要なものとして厚生労働省令で定めるものを行う場合には、厚生労働省令で定めるところにより、当該管理者並びに当該特定機能病院に勤務する医師、歯科医師、薬剤師及び看護師その他の者をもって構成する合議体の決議に基づいて行わなければならない。

3　特定機能病院の管理者は、第三十条の四第二項第二号に規定する医療連携体制が適切に構築されるように配慮しなければならない。

**第十九条の二**　特定機能病院の開設者は、当該特定機能病院の管理者による当該特定機能病院の管理及び運営に関する業務が適切に遂行されるよう、厚生労働省令で定めるところにより、次に掲げる措置を講じなければならない。

一　当該特定機能病院の管理及び運営について当該管理者が有する権限を明らかにすること。

二　医療の安全の確保に関する監査委員会を設置すること。

三　当該管理者の業務の執行が法令に適合することを確保するための体制、当該開設者による当該特定機能病院の業務の監督に係る体制その他の当該特定機能病院の業務の適正を確保するために必要なものとして厚生労働省令で定める体制を整備すること。

四　その他当該管理者による当該特定機能病院の管理及び運営に関する業務の適切な遂行

に必要なものとして厚生労働省令で定める措置

**第二十二条の二**　特定機能病院は、第二十一条第一項（第一号及び第九号を除く。）に定めるもののほか、厚生労働省令の定めるところにより、次に掲げる人員及び施設を有し、かつ、記録を備えて置かなければならない。

一　厚生労働省令で定める員数の医師、歯科医師、薬剤師、看護師その他の従業者

二　集中治療室

三　診療に関する諸記録

四　病院の管理及び運営に関する諸記録

五　前条第四号から第八号までに掲げる施設

六　その他厚生労働省令で定める施設

**第二十九条**　都道府県知事は、次の各号のいずれかに該当する場合においては、病院、診療所若しくは助産所の開設の許可を取り消し、又はその開設者に対し、期間を定めて、その閉鎖を命ずることができる。

一　開設の許可を受けた後、正当な理由がなく、六月以上その業務を開始しないとき。

二　病院、診療所（第八条の届出をして開設したものを除く。）又は助産所（同条の届出をして開設したものを除く。）が、休止した後、正当な理由がなく、一年以上業務を再開しないとき。

三　開設者が第六条の三第六項、第二十四条第一項、第二十四条の二第二項又は前条の規定に基づく命令又は処分に違反したとき。

四　開設者に犯罪又は医事に関する不正の行為があったとき。

2　都道府県知事は、第七条第二項又は第三項の規定による許可を受けた後、正当な理由がなく、六月以上当該許可に係る業務を開始しないときは、当該許可を取り消すことができる。

3　都道府県知事は、次の各号のいずれかに該当する場合においては、地域医療支援病院の承認を取り消すことができる。

一　地域医療支援病院が第四条第一項各号に掲げる要件を欠くに至ったとき。

二　地域医療支援病院の開設者が第十二条の二第一項の規定に違反したとき。

三　地域医療支援病院の開設者が第二十四条第一項、第三十条の十三第五項又は第三十条の十八の二第二項の規定に基づく命令に違反したとき。

四　地域医療支援病院の管理者が第十六条の二第一項の規定に違反したとき。

五　地域医療支援病院の開設者又は管理者が第七条の二第三項、第二十七条の二第二項又は第三十条の十五第六項の規定に基づく命令に違反したとき。

六　地域医療支援病院の開設者又は管理者が第三十条の十二第二項又は第三十条の十七の規定に基づく勧告に従わなかったとき。

七　地域医療支援病院の開設者又は管理者が第三十条の十六第一項の規定に基づく指示に従わなかったとき。

4　厚生労働大臣は、次の各号のいずれかに該当する場合においては、特定機能病院の承認を取り消すことができる。

一　特定機能病院が第四条の二第一項各号に掲げる要件を欠くに至ったとき。

二　特定機能病院の開設者が第十条の二、第十二条の三第一項又は第十九条の二の規定に違反したとき。

三　特定機能病院の開設者が第二十四条第二項、第三十条の十三第五項又は第三十条の十八の二第二項の規定に基づく命令に違反したとき。

四　特定機能病院の管理者が第十六条の三第一項又は第二項の規定に違反したとき。

五　特定機能病院の開設者又は管理者が第七条の二第三項、第二十七条の二第二項又は第三十条の十五第六項の規定に基づく命令に違反したとき。

六　特定機能病院の開設者又は管理者が第三十条の十二第二項又は第三十条の十七の規定に基づく勧告に従わなかつたとき。

七　特定機能病院の開設者又は管理者が第三十条の十六第一項の規定に基づく指示に従わなかつたとき。

**第三十条の二十三**　都道府県は、次に掲げる者の管理者その他の関係者との協議の場（次項において「地域医療対策協議会」という。）を設け、これらの者の協力を得て、同項各号に掲げる医療計画において定める医師の確保に関する事項の実施に必要な事項について協議を行い、当該協議が調つた事項について、公表しなければならない。

一　特定機能病院

二　地域医療支援病院

三　第三十一条に規定する公的医療機関（第五号において「公的医療機関」という。）

四　医師法第十六条の二第一項に規定する都道府県知事の指定する病院

五　公的医療機関以外の病院（公的医療機関に準ずるものとして厚生労働省令で定めるものを除く。）

六　診療に関する学識経験者の団体

七　学校教育法（昭和二十二年法律第二十六号）第一条に規定する大学（以下単に「大学」という。）その他の医療従事者の養成に関係する機関

八　当該都道府県知事の認定を受けた第四十二条の二第一項に規定する社会医療法人

九　その他厚生労働省令で定める者

資料 8-3.　医師法第 21 条

**第二十一条**　医師は、死体又は妊娠四月以上の死産児を検案して異状があると認めたときは、二十四時間以内に所轄警察署に届け出なければならない。

資料 8-4. 医師法施行規則第 20 条

**第二十条** 医師は、その交付する死亡診断書又は死体検案書に、次に掲げる事項を記載し、署名しなければならない。

一　死亡者の氏名、生年月日及び性別

二　死亡の年月日時分

三　死亡の場所及びその種別（病院、診療所、介護老人保健施設、介護医療院、助産所、養護老人ホーム、特別養護老人ホーム、軽費老人ホーム又は有料老人ホーム（以下「病院等」という。）で死亡したときは、その名称を含む。）

四　死亡の原因となった傷病の名称及び継続期間

五　前号の傷病の経過に影響を及ぼした傷病の名称及び継続期間

六　手術の有無並びに手術が行われた場合には、その部位及び主要所見並びにその年月日

七　解剖の有無及び解剖が行われた場合には、その主要所見

八　死因の種類

九　外因死の場合には、次に掲げる事項

　　イ　傷害発生の年月日時分

　　ロ　傷害発生の場所及びその種別

　　ハ　外因死の手段及び状況

十　生後一年未満で病死した場合には、次に掲げる事項

　　イ　出生時の体重

　　ロ　単胎か多胎かの別及び多胎の場合には、その出産順位

　　ハ　妊娠週数

　　ニ　母の妊娠時及び分娩時における身体の状況

　　ホ　母の生年月日

　　ヘ　母の出産した子の数

十一　診断又は検案の年月

十二　当該文書を交付した年月日

十三　当該文書を作成した医師の所属する病院等の名称及び所在地又は医師の住所並びに医師である旨

2　前項の規定による記載は、第四号書式によらなければならない。

資料 8-5. 改正後の医療法（抄）（医療事故調査に関する事項）（平成 26 年 6 月）

**第三章　医療の安全の確保**

**第一節　医療の安全の確保のための措置**

**第六条の九**　国並びに都道府県、保健所を設置する市及び特別区は、医療の安全に関する情報の提供、研修の実施、意識の啓発その他の医療の安全の確保に関し必要な措置を講ず

るよう努めなければならない。

**第六条の十**　病院、診療所又は助産所（以下この章において「病院等」という。）の管理者は、医療事故（当該病院等に勤務する医療従事者が提供した医療に起因し、又は起因すると疑われる死亡又は死産であつて、当該管理者が当該死亡又は死産を予期しなかつたものとして厚生労働省令で定めるものをいう。以下この章において同じ。）が発生した場合には、厚生労働省令で定めるところにより、遅滞なく、当該医療事故の日時、場所及び状況その他厚生労働省令で定める事項を第六条の十五第一項の医療事故調査・支援センターに報告しなければならない。

2　病院等の管理者は、前項の規定による報告をするに当たつては、あらかじめ、医療事故に係る死亡した者の遺族又は医療事故に係る死産した胎児の父母その他厚生労働省令で定める者（以下この章において単に「遺族」という。）に対し、厚生労働省令で定める事項を説明しなければならない。ただし、遺族がないとき、又は遺族の所在が不明であるときは、この限りでない。

**第六条の十一**　病院等の管理者は、医療事故が発生した場合には、厚生労働省令で定めるところにより、速やかにその原因を明らかにするために必要な調査（以下この章において「医療事故調査」という。）を行わなければならない。

2　病院等の管理者は、医学医術に関する学術団体その他の厚生労働大臣が定める団体（法人でない団体にあつては、代表者又は管理人の定めのあるものに限る。次項及び第六条の二十二において「医療事故調査等支援団体」という。）に対し、医療事故調査を行うために必要な支援を求めるものとする。

3　医療事故調査等支援団体は、前項の規定により支援を求められたときは、医療事故調査に必要な支援を行うものとする。

4　病院等の管理者は、医療事故調査を終了したときは、厚生労働省令で定めるところにより、遅滞なく、その結果を第六条の十五第一項の医療事故調査・支援センターに報告しなければならない。

5　病院等の管理者は、前項の規定による報告をするに当たつては、あらかじめ、遺族に対し、厚生労働省令で定める事項を説明しなければならない。ただし、遺族がないとき、又は遺族の所在が不明であるときは、この限りでない。

**第二節**　医療事故調査・支援センター

**第六条の十五**　厚生労働大臣は、医療事故調査を行うこと及び医療事故が発生した病院等の管理者が行う医療事故調査への支援を行うことにより医療の安全の確保に資することを目的とする一般社団法人又は一般財団法人であつて、次条に規定する業務を適切かつ確実に行うことができると認められるものを、その申請により、医療事故調査・支援センターとして指定することができる。

2　厚生労働大臣は、前項の規定による指定をしたときは、当該医療事故調査・支援センターの名称、住所及び事務所の所在地を公示しなければならない。

3　医療事故調査・支援センターは、その名称、住所又は事務所の所在地を変更しようとするときは、あらかじめ、その旨を厚生労働大臣に届け出なければならない。

4　厚生労働大臣は、前項の規定による届出があつたときは、当該届出に係る事項を公示しなければならない。

**第六条の十六**　医療事故調査・支援センターは、次に掲げる業務を行うものとする。

一　第六条の十一第四項の規定による報告により収集した情報の整理及び分析を行うこと。

二　第六条の十一第四項の規定による報告をした病院等の管理者に対し、前号の情報の整理及び分析の結果の報告を行うこと。

三　次条第一項の調査を行うとともに、その結果を同項の管理者及び遺族に報告すること。

四　医療事故調査に従事する者に対し医療事故調査に係る知識及び技能に関する研修を行うこと。

五　医療事故調査の実施に関する相談に応じ、必要な情報の提供及び支援を行うこと。

六　医療事故の再発の防止に関する普及啓発を行うこと。

七　前各号に掲げるもののほか、医療の安全の確保を図るために必要な業務を行うこと。

**第六条の十七**　医療事故調査・支援センターは、医療事故が発生した病院等の管理者又は遺族から、当該医療事故について調査の依頼があつたときは、必要な調査を行うことができる。

2　医療事故調査・支援センターは、前項の調査について必要があると認めるときは、同項の管理者に対し、文書若しくは口頭による説明を求め、又は資料の提出その他必要な協力を求めることができる。

3　第一項の管理者は、医療事故調査・支援センターから前項の規定による求めがあつたときは、これを拒んではならない。

4　医療事故調査・支援センターは、第一項の管理者が第二項の規定による求めを拒んだときは、その旨を公表することができる。

5　医療事故調査・支援センターは、第一項の調査を終了したときは、その調査の結果を同項の管理者及び遺族に報告しなければならない。

**第六条の十八**　医療事故調査・支援センターは、第六条の十六各号に掲げる業務（以下「調査等業務」という。）を行うときは、その開始前に、調査等業務の実施方法に関する事項その他の厚生労働省令で定める事項について調査等業務に関する規程（次項及び第六条の二十六第一項第三号において「業務規程」という。）

を定め、厚生労働大臣の認可を受けなければならない。これを変更しようとするときも、同様とする。

2　厚生労働大臣は、前項の認可をした業務規程が調査等業務の適正かつ確実な実施上不適当となつたと認めるときは、当該業務規程を変更すべきことを命ずることができる。

**第六条の十九**　医療事故調査・支援センターは、毎事業年度、厚生労働省令で定めるところにより、調査等業務に関し事業計画書及び収支予算書を作成し、厚生労働大臣の認可を受けなければならない。これを変更しようとするときも、同様とする。

2　医療事故調査・支援センターは、厚生労働省令で定めるところにより、毎事業年度終

了後、調査等業務に関し事業報告書及び収支決算書を作成し、厚生労働大臣に提出しなければならない。

**第六条の二十** 医療事故調査・支援センターは、厚生労働大臣の許可を受けなければ、調査等業務の全部又は一部を休止し、又は廃止してはならない。

**第六条の二十一** 医療事故調査・支援センターの役員若しくは職員又はこれらの者であつた者は、正当な理由がなく、調査等業務に関して知り得た秘密を漏らしてはならない。

**第六条の二十二** 医療事故調査・支援センターは、調査等業務の一部を医療事故調査等支援団体に委託することができる。

2　前項の規定による委託を受けた医療事故調査等支援団体の役員若しくは職員又はこれらの者であつた者は、正当な理由がなく、当該委託に係る業務に関して知り得た秘密を漏らしてはならない。

**第六条の二十三** 医療事故調査・支援センターは、厚生労働省令で定めるところにより、帳簿を備え、調査等業務に関し厚生労働省令で定める事項を記載し、これを保存しなければならない。

**第六条の二十四** 厚生労働大臣は、調査等業務の適正な運営を確保するために必要があると認めるときは、医療事故調査・支援センターに対し、調査等業務若しくは資産の状況に関し必要な報告を命じ、又は当該職員に、医療事故調査・支援センターの事務所に立ち入り、調査等業務の状況若しくは帳簿書類その他の物件を検査させることができる。

2　前項の規定により立入検査をする職員は、その身分を示す証明書を携帯し、かつ、関係人にこれを提示しなければならない。

3　第一項の規定による権限は、犯罪捜査のために認められたものと解釈してはならない。

**第六条の二十五** 厚生労働大臣は、この節の規定を施行するために必要な限度において、医療事故調査・支援センターに対し、調査等業務に関し監督上必要な命令をすることができる。

**第六条の二十六** 厚生労働大臣は、医療事故調査・支援センターが次の各号のいずれかに該当するときは、第六条の十五第一項の規定による指定（以下この条において「指定」という。）を取り消すことができる。

一　調査等業務を適正かつ確実に実施することができないと認められるとき。

二　指定に関し不正の行為があつたとき。

三　この節の規定若しくは当該規定に基づく命令若しくは処分に違反したとき、又は第六条の十八第一項の認可を受けた業務規程によらないで調査等業務を行つたとき。

2　厚生労働大臣は、前項の規定により指定を取り消したときは、その旨を公示しなければならない。

**第六条の二十七** この節に規定するもののほか、医療事故調査・支援センターに関し必要な事項は、厚生労働省令で定める。

　附　則

（検討）

**第二条** 政府は、この法律の公布後必要に応じ、地域における病床の機能の分化及び連携の推進の状況等を勘案し、更なる病床の機能の分化及び連携の推進の方策について検討を加え、必要があると認めるときは、その結果に基づいて所要の措置を講ずるものとする。

2 政府は、第四条の規定（前条第五号に掲げる改正規定に限る。）による改正後の医療法（以下「第五号新医療法」という。）第六条の十一第一項に規定する医療事故調査（以下この項において「医療事故調査」という。）の実施状況等を勘案し、医師法（昭和二十三年法律第二百一号）第二十一条の規定による届出及び第五号新医療法第六条の十五第一項の医療事故調査・支援センター（以下この項において「医療事故調査・支援センター」という。）への第五号新医療法第六条の十一第一項の規定による医療事故の報告、医療事故調査及び医療事故調査・支援センターの在り方を見直すこと等について検討を加え、その結果に基づき、この法律の公布後二年以内に法制上の措置その他の必要な措置を講ずるものとする。

資料 8-6. 医療法施行規則（医療の安全確保に関する事項）

**第一章の三　医療の安全の確保**

**（医療事故の報告）**

**第一条の十の二**　法第六条の十第一項に規定する厚生労働省令で定める死亡又は死産は、次の各号のいずれにも該当しないと管理者が認めたものとする。

一　病院等の管理者が、当該医療が提供される前に当該医療従事者等が当該医療の提供を受ける者又はその家族に対して当該死亡又は死産が予期されることを説明していたと認めたもの

二　病院等の管理者が、当該医療が提供される前に当該医療従事者等が当該死亡又は死産が予期されることを当該医療の提供を受ける者に係る診療録その他の文書等に記録していたと認めたもの

三　病院等の管理者が、当該医療を提供した医療従事者等からの事情の聴取及び第一条の十一第一項第二号の委員会からの意見の聴取（当該委員会を開催している場合に限る。）を行った上で、当該医療が提供される前に当該医療従事者等が当該死亡又は死産を予期していたと認めたもの

2 法第六条の十第一項の規定による医療事故調査・支援センターへの報告は次のいずれかの方法により行うものとする。

一　書面を提出する方法

二　医療事故調査・支援センターの使用に係る電子計算機と報告をする者の使用に係る電子計算機とを電気通信回線で接続した電子情報処理組織を使用する方法

3 法第六条の十第一項に規定する厚生労働省令で定める事項は、次のとおりとする。

一　病院等の名称、所在地、管理者の氏名及び連絡先

二　医療事故（法第六条の十第一項に規定する医療事故をいう。以下同じ。）に係る医療の提供を受けた者に関する性別、年齢その他の情報

三　医療事故調査（法第六条の十一第一項に規定する医療事故調査をいう。以下同じ。）の実施計画の概要

四　前各号に掲げるもののほか、当該医療事故に関し管理者が必要と認めた情報

4　病院等の管理者は、法第六条の十第一項の規定による報告を適切に行うため、当該病院等における死亡及び死産の確実な把握のための体制を確保するものとする。

**（遺族への説明）**

**第一条の十の三**　法第六条の十第二項に規定する厚生労働省令で定める者は、当該医療事故に係る死産した胎児の祖父母とする。

2　法第六条の十第二項に規定する厚生労働省令で定める事項は、次のとおりとする。

一　医療事故が発生した日時、場所及びその状況

二　医療事故調査の実施計画の概要

三　医療事故調査に関する制度の概要

四　医療事故調査の実施に当たり解剖又は死亡時画像診断（磁気共鳴画像診断装置その他の画像による診断を行うための装置を用いて、死体の内部を撮影して死亡の原因を診断することをいう。次条第五号において同じ。）を行う必要がある場合には、その同意の取得に関する事項

**（医療事故調査の手法）**

**第一条の十の四**　病院等の管理者は、法第六条の十一第一項の規定により医療事故調査を行うに当たつては、次に掲げる事項について、当該医療事故調査を適切に行うために必要な範囲内で選択し、それらの事項に関し、当該医療事故の原因を明らかにするために、情報の収集及び整理を行うものとする。

一　診療録その他の診療に関する記録の確認

二　当該医療事故に係る医療を提供した医療従事者からの事情の聴取

三　前号に規定する者以外の関係者からの事情の聴取

四　当該医療事故に係る死亡した者又は死産した胎児の解剖

五　当該医療事故に係る死亡した者又は死産した胎児の死亡時画像診断

六　当該医療事故に係る医療の提供に使用された医薬品、医療機器、設備その他の物の確認

七　当該医療事故に係る死亡した者又は死産した胎児に関する血液又は尿その他の物についての検査

2　病院等の管理者は、法第六条の十一第四項の規定による報告を行うに当たつては、次に掲げる事項を記載し、当該医療事故に係る医療従事者等の識別（他の情報との照合による識別を含む。次項において同じ。）ができないように加工した報告書を提出しなければならない。

一　当該医療事故が発生した日時、場所及び診療科名

二　病院等の名称、所在地、管理者の氏名及び連絡先

三　当該医療事故に係る医療を受けた者に関する性別、年齢その他の情報

四　医療事故調査の項目、手法及び結果

3　法第六条の十一第五項の厚生労働省令で定める事項は、前項各号に掲げる事項（当該医療事故に係る医療従事者等の識別ができないようにしたものに限る。）とする。

**（医療事故調査等支援団体による協議会の組織）**

**第一条の十の五**　法第六条の十一第二項に規定する医療事故調査等支援団体（以下この条において「支援団体」という。）は、法第六条の十一第三項の規定による支援（以下この条において単に「支援」という。）を行うに当たり必要な対策を推進するため、共同で協議会（以下この条において単に「協議会」という。）を組織することができる。

2　協議会は、前項の目的を達するため、病院等の管理者が行う法第六条の十第一項の報告及び医療事故調査の状況並びに支援団体が行う支援の状況の情報の共有及び必要な意見の交換を行うものとする。

3　協議会は、前項の情報の共有及び意見の交換の結果に基づき、次に掲げる事項を行うものとする。

一　病院等の管理者が行う法第六条の十第一項の報告及び医療事故調査並びに支援団体が行う支援の円滑な実施のための研修の実施

二　病院等の管理者に対する支援団体の紹介

**第一条の十一**　病院等の管理者は、法第六条の十二の規定に基づき、次に掲げる安全管理のための体制を確保しなければならない（ただし、第二号については、病院、患者を入院させるための施設を有する診療所及び入所施設を有する助産所に限る。）。

一　医療に係る安全管理のための指針を整備すること。

二　医療に係る安全管理のための委員会（以下「医療安全管理委員会」という。）を設置し、次に掲げる業務その他の医療に係る安全管理のための業務を行わせること。

イ　当該病院等において重大な問題その他医療安全管理委員会において取り扱うことが適当な問題が発生した場合における速やかな原因の究明のための調査及び分析

ロ　イの分析の結果を活用した医療に係る安全の確保を目的とした改善のための方策の立案及び実施並びに従業者への周知

ハ　ロの改善のための方策の実施の状況の調査及び必要に応じた当該方策の見直し

三　医療に係る安全管理のため、従業者の医療の安全に関する意識、他の従業者と相互に連携して業務を行うことについての認識、業務を安全に行うための技能の向上等を目的として、医療に係る安全管理のための基本的な事項及び具体的な方策についての職員研修を実施すること。

四　医療機関内における事故報告等の医療に係る安全の確保を目的とした改善のための方策を講ずること。

2　病院等の管理者は、前項各号に掲げる体制の確保に当たっては、次に掲げる措置を講じなければならない（ただし、第三号の二にあってはエックス線装置又は第二十四条第一号から第八号の二までのいずれかに掲げるものを備えている病院又は診療所に、第四号にあっては特定機能病院及び臨床研究中核病院（以下「特定機能病院等」という。）以外の病院に限る。）。

一 院内感染対策のための体制の確保に係る措置として次に掲げるもの（ただし、ロについては、病院、患者を入院させるための施設を有する診療所及び入所施設を有する助産所に限る。）

イ 院内感染対策のための指針の策定

ロ 院内感染対策のための委員会の開催

ハ 従業者に対する院内感染対策のための研修の実施

ニ 当該病院等における感染症の発生状況の報告その他の院内感染対策の推進を目的とした改善のための方策の実施

二 医薬品に係る安全管理のための体制の確保に係る措置として、医薬品の使用に係る安全な管理（以下「安全使用」という。）のための責任者（以下「医薬品安全管理責任者」という。）を配置し、次に掲げる事項を行わせること。

イ 従業者に対する医薬品の安全使用のための研修の実施

ロ 医薬品の安全使用のための業務に関する手順書の作成及び当該手順書に基づく業務の実施（従業者による当該業務の実施の徹底のための措置を含む。）

ハ 医薬品の安全使用のために必要となる次に掲げる医薬品の使用（以下「未承認等の医薬品の使用」という。）の情報その他の情報の収集その他の医薬品の安全使用を目的とした改善のための方策の実施

（１）医薬品、医療機器等の品質、有効性及び安全性の確保等に関する法律（昭和三十五年法律第百四十五号。以下「医薬品医療機器等法」という。）第十四条第一項に規定する医薬品であって、同項又は医薬品医療機器等法第十九条の二第一項の承認を受けていないものの使用

（２）医薬品医療機器等法第十四条第一項又は第十九条の二第一項の承認（医薬品医療機器等法第十四条第十五項（医薬品医療機器等法第十九条の二第五項において準用する場合を含む。）の変更の承認を含む。以下この（２）において同じ。）を受けている医薬品の使用（当該承認に係る用法、用量、効能又は効果（以下この（２）において「用法等」という。）と異なる用法等で用いる場合に限り、（３）に該当する場合を除く。）

（３）禁忌に該当する医薬品の使用

三 医療機器に係る安全管理のための体制の確保に係る措置として、医療機器の安全使用のための責任者（以下「医療機器安全管理責任者」という。）を配置し、次に掲げる事項を行わせること。

イ 従業者に対する医療機器の安全使用のための研修の実施

ロ 医療機器の保守点検に関する計画の策定及び保守点検の適切な実施（従業者による当該保守点検の適切な実施の徹底のための措置を含む。）

ハ 医療機器の安全使用のために必要となる次に掲げる医療機器の使用の情報その他の情報の収集その他の医療機器の安全使用を目的とした改善のための方策の実施

（１）医薬品医療機器等法第二条第四項に規定する医療機器であつて、医薬品医療機器等法第二十三条の二の五第一項若しくは第二十三条の二の十七第一項の承認若しくは医薬品医療機器等法第二十三条の二の二十三第一項の認証を受けていないもの又は

医薬品医療機器等法第二十三条の二の十二第一項の規定による届出が行われていないものの使用

（２）医薬品医療機器等法第二十三条の二の五第一項若しくは第二十三条の二の十七第一項の承認（医薬品医療機器等法第二十三条の二の五第十五項（医薬品医療機器等法第二十三条の二の十七第五項において準用する場合を含む。）の変更の承認を含む。以下この（２）において同じ。）若しくは医薬品医療機器等法第二十三条の二の二十三第一項の認証（同条第七項の変更の認証を含む。以下この（２）において同じ。）を受けている医療機器又は医薬品医療機器等法第二十三条の二の十二第一項の規定による届出（同条第二項の規定による変更の届出を含む。以下この（２）において同じ。）が行われている医療機器の使用（当該承認、認証又は届出に係る使用方法、効果又は性能（以下この（２）において「使用方法等」という。）と異なる使用方法等で用いる場合に限り、（３）に該当する場合を除く。）

（３）禁忌又は禁止に該当する医療機器の使用

三の二　診療用放射線に係る安全管理のための体制の確保に係る措置として、診療用放射線の利用に係る安全な管理（以下「安全利用」という。）のための責任者を配置し、次に掲げる事項を行わせること。

イ　診療用放射線の安全利用のための指針の策定

ロ　放射線診療に従事する者に対する診療用放射線の安全利用のための研修の実施

ハ　次に掲げるものを用いた放射線診療を受ける者の当該放射線による被ばく線量の管理及び記録その他の診療用放射線の安全利用を目的とした改善のための方策の実施

（１）厚生労働大臣の定める放射線診療に用いる医療機器

（２）第二十四条第八号に規定する陽電子断層撮影診療用放射性同位元素

（３）第二十四条第八号の二に規定する診療用放射性同位元素

四　高難度新規医療技術（当該病院で実施したことのない医療技術（軽微な術式の変更等を除く。）であってその実施により患者の死亡その他の重大な影響が想定されるものをいう。以下同じ。）又は未承認新規医薬品等（当該病院で使用したことのない医薬品医療機器等法第十四条第一項に規定する医薬品又は医薬品医療機器等法第二条第五項に規定する高度管理医療機器であって、医薬品医療機器等法第十四条第一項、第十九条の二第一項、第二十三条の二の五第一項若しくは第二十三条の二の十七第一項の承認又は医薬品医療機器等法第二十三条の二の二十三第一項の認証を受けていないもの（臨床研究法（平成二十九年法律第十六号）第二条第二項に規定する特定臨床研究に該当する研究に用いられるものを除く。）をいう。以下同じ。）を用いた医療を提供するに当たっては、第九条の二十の二第一項第七号又は第八号の規定に準じ、必要な措置を講ずるよう努めること。

**第一条の十二**　法第六条の十三第三項の厚生労働省令で定める者は、次に掲げる者とする。

一　一般社団法人又は一般財団法人

二　前号に掲げる者のほか、法第六条の十三第一項各号に規定する医療安全支援センターの事務を適切、公正かつ中立に実施できる者として都道府県知事、保健所を設置する

127

市の市長又は特別区の区長が認めた者

**第一条の十三**　病院等の管理者は、都道府県知事、保健所を設置する市の市長又は特別区の区長が法第六条の十三第一項第一号の規定に基づき行う助言に対し、適切な措置を講じるよう努めなければならない。

資料 9-1. 名簿

**医療事故調査制度の施行に係る検討会 構成員名簿　五十音順（敬称略）**

◎座長　○座長代理

| | | |
|---|---|---|
| | 有賀徹 | 全国医学部長病院長会議「大学病院の医療事故対策委員会」委員長 |
| | 今村定臣 | 公益社団法人日本医師会常任理事 |
| | 大磯義一郎 | 浜松医科大学医学部教授 |
| | 小田原良治 | 一般社団法人日本医療法人協会常務理事 |
| | 葛西圭子 | 公益社団法人日本助産師会専務理事 |
| | 加藤良夫 | 南山大学大学院法務研究科教授・弁護士 |
| | 河野龍太郎 | 自治医科大学メディカルシミュレーションセンターセンター長 |
| | 堺常雄 | 一般社団法人日本病院会会長 |
| | 鈴木雄介 | 鈴木・村岡法律事務所弁護士・医師 |
| | 瀬古口精良 | 公益社団法人日本歯科医師会常務理事 |
| | 髙宮眞樹 | 公益社団法人日本精神科病院協会常務理事 |
| | 田邉昇 | 中村・平井・田邉法律事務所弁護士 |
| | 土屋文人 | 公益社団法人日本薬剤師会相談役 |
| | 豊田郁子 | 新葛飾病院医療安全対策室セーフティーマネージャー |
| | 永井裕之 | 患者の視点で医療安全を考える連絡協議会代表 |
| | 西澤寛俊 | 公益社団法人全日本病院協会会長 |
| | 福井トシ子 | 公益社団法人日本看護協会常任理事 |
| | 松原謙二 | 公益社団法人日本医師会副会長 |
| | 宮澤潤 | 宮澤潤法律事務所弁護士 |
| | 柳原三佳 | ノンフィクション作家 |
| ◎ | 山本和彦 | 一橋大学大学院法学研究科教授 |
| | 山本隆司 | 東京大学大学院法学政治学研究科教授 |
| | 米村滋人 | 東京大学大学院法学政治学研究科准教授 |
| ○ | 和田仁孝 | 早稲田大学法科大学院教授 |

資料 9-2. 議論の経緯

| 回数 | 開催日 | 議題等 |
|---|---|---|
| 第1回 | 2014年11月14日 | 医療事故調査制度の施行について |
| 第2回 | 2014年11月26日 | 医療事故調査制度の検討事項について |
| 第3回 | 2014年12月11日 | これまでの議論を踏まえた論点について |
| 第4回 | 2015年1月14日 | これまでの議論を踏まえた論点について |
| 第5回 | 2015年2月5日 | これまでの議論を踏まえた論点について |
| 第6回 | 2015年2月25日 | これまでの議論を踏まえた論点について |
| 取りまとめ | 2015年3月20日 | 取りまとめ |

資料 9-3. 医療事故調査制度の施行に係る検討について（平成 27 年 3 月 20 日）
で提示された省令通知案（院内事故調査に関する事項）

| | 医療法 | 省令案 | 通知案 |
|---|---|---|---|
| 医療の範囲 | 「病院、診療所又は助産所（以下この章において「病院等」という。）の管理者は、医療事故（当該病院等に勤務する医療従事者が提供した医療に起因し、又は起因すると疑われる死亡又は死産であって、当該管理者が当該死亡又は死産を予期しなかったものとして厚生労働省令で定めるものをいう。（医療法第 6 条の 10） | | ○「医療」に含まれるものは制度の対象であり、「医療」の範囲に含まれるものとして、手術、処置、投薬及びそれに準じる医療行為（検査、医療機器の使用、医療上の管理など）が考えられる。<br>○施設管理に関連するもの<br>　- 火災等に関連するもの<br>　- 地震や落雷等、天災によるもの<br>　- その他<br>○併発症（提供した医療に関連のない、偶発的に生じた疾患）○　原病の進行○　自殺（本人の意図によるもの）○　その他 - 院内で発生した殺人・傷害致死、等等の「医療」に含まれない単なる管理は制度の対象とならない。○医療機関の管理者が判断するものであり、ガイドラインでは判断の支援のための考え方を示す。※別紙参照：「医療に起因する（疑いを含む）」死亡又は死産の考え方 |
| 予期しなかったもの | | ○当該死亡又は死産が予期されていなかったものとして、以下の事項のいずれにも該当しないと管理者が認めたもの<br>○施設管理に関連するもの<br>一　管理者が、当該医療の提供前に、医療従事者等により、当該患者等に対して、当該死亡又は死産が予期されていることを説明していたと認めたもの<br>　- 火災等に関連するもの<br>二　管理者が、当該医療の提供前に、医療従事者等により、当該死亡又は死産が予期されていることを診療録その他の文書等に記録していたと認めたもの<br>　- 地震や落雷等、天災によるもの<br>三　管理者が、当該医療の提供に係る医療従事者等からの事情の聴取及び、医療の安全管理のための委員会（当該委員会を開催している場合に限る。）からの意見の聴取を行った上で、当該医療の提供前に、当該医療の提供に係る医療従事者等により、当該死亡又は死産が予期されていると認めたもの　- その他 | ・省令第一号及び第二号に該当するものは、一般的な死亡の可能性についての説明や記録ではなく、当該患者個人の臨床経過等を踏まえて、当該死亡又は死産が起こりうることについての説明及び記録であることに留意すること。<br>・患者等に対し当該死亡又は死産が予期されていることを説明する際は、医療法第一条の四第二項の規定に基づき、適切な説明を行い、医療を受ける者の理解を得るよう努めること。 |
| 死亡から報告までの期限 | 当該医療事故の日時、場所及び状況その他厚生労働省令で定める事項を厚生労働省令で定めるところにより、遅滞なく、第 6 条の 15 第 1 項の医療事故調査・支援センターに報告しなければならない（医療法第 6 条の 10)」、 | | ○個別の事案や事情等により、医療事故の判断に要する時間が異なることから具体的な期限は設けず、「遅滞なく」報告とする。 |
| 医療事故調査・支援センターへの報告事項 | 日時 / 場所<br>・医療事故の状況 | 連絡先<br>・医療機関名 / 所在地 / 管理者の氏名<br>・患者情報（性別 / 年齢等）<br>・医療事故調査の実施計画の概要<br>・その他管理者が必要と認めた情報 | ○以下の事項を報告する。<br>・日時 / 場所 / 診療科<br>・医療事故の状況<br>　・疾患名 / 臨床経過等<br>　・報告時点で把握している範囲<br>　・調査により変わることがあることが前提であり、その時点で不明な事項については不明と記載する。<br>・連絡先<br>・医療機関名 / 所在地 / 管理者の氏名 / 連絡先<br>・患者情報（性別 / 年齢等）<br>・調査計画と今後の予定<br>・その他管理者が必要と認めた情報 |

| | | | |
|---|---|---|---|
| 院内事故調査 | 「病院等の管理者は、医療事故が発生した場合には、厚生労働省令で定めるところにより、速やかにその原因を明らかにするために必要な調査（以下医療事故調査）を行わなければならない（医療法第6条の11第1項））」 | ○　病院等の管理者は、医療事故調査を行うに当たっては、以下の調査に関する事項について、当該医療事故調査を適切に行うために必要な範囲内で選択し、それらの事項に関し、当該医療事故の原因を明らかにするために、情報の収集及び整理を行うことにより行うものとする。<br>・診療録その他の診療に関する記録の確認<br>・当該医療従事者のヒアリング<br>・その他の関係者からのヒアリング<br>・解剖又は死亡時画像診断（Ai）の実施<br>・医薬品、医療機器、設備等の確認<br>・血液、尿等の検査 | ○本制度の目的は医療安全の確保であり、個人の責任を追及するためのものではないこと。<br>○調査の対象者については当該医療従事者を除外しないこと。<br>○調査項目については、以下の中から必要な範囲内で選択し、それらの事項に関し、情報の収集、整理を行うものとする。<br>　※調査の過程において可能な限り匿名性の確保に配慮すること。<br>・診療録その他の診療に関する記録の確認<br>　例）カルテ、画像、検査結果等<br>・当該医療従事者のヒアリング<br>　※ヒアリング結果は内部資料として取り扱い、開示しないこと。（法的強制力がある場合を除く。）とし、その旨をヒアリング対象者に伝える。<br>・その他の関係者からのヒアリング<br>　※遺族からのヒアリングが必要な場合があることも考慮する。<br>・医薬品、医療機器、設備等の確認<br>・解剖又は死亡時画像診断（Ai）については解剖又は死亡時画像診断（Ai）の実施前にどの程度死亡の原因を医学的に判断できているか、遺族の同意の有無、解剖又は死亡時画像診断（Ai）の実施により得られると見込まれる情報の重要性などを考慮して実施の有無を判断する。<br>・血液、尿等の検体の分析・保存の必要性を考慮<br>○医療事故調査は医療事故の原因を明らかにするために行うものであること。<br>※原因も結果も明確な、誤薬等の単純な事例であっても、調査項目を省略せずに丁寧な調査を行うことが重要であること。<br>○調査の結果、必ずしも原因が明らかになるとは限らないことに留意すること。<br>○再発防止は可能な限り調査の中で検討することが望ましいが、必ずしも再発防止策が得られるとは限らないことに留意すること。 |
| 支援団体の支援について | 「病院等の管理者は、医学医術に関する学術団体その他の厚生労働大臣が定める団体（法人でない団体にあつては、代表者又は管理人の定めのあるものに限る。次項及び第六条の二十二において「医療事故調査等支援団体」という。）に対し、医療事故調査を行うために必要な支援を求めるものとする。（医療法第6条の11第2項）」 | | ○　医療機関の判断により、必要な支援を支援団体に求めるものとする。<br>○　支援団体となる団体の事務所等の既存の枠組みを活用した上で団体間で連携して、支援窓口や担当者を一元化することを目指す。<br>○　その際、ある程度広域でも連携がとれるような体制構築を目指す。<br>○　解剖・死亡時画像診断については専用の施設・医師の確保が必要であり、サポートが必要である。 |
| 遺族への説明時の事故報告書の取り扱い | 「病院等の管理者は、前項の規定による報告をするに当たっては、あらかじめ、医療事故に係る死亡した者の遺族又は医療事故に係る死産した胎児の父母その他厚生労働省令で定める者（以下この章において単に「遺族」という。）に対し、厚生労働省令で定める事項を説明しなければならない。ただし、遺族がないとき、又は遺族の所在が不明であるときは、この限りでない。（医療法第6条の10第2項）」 | （説明事項）<br>○「センターへの報告事項」の内容を説明することとする。<br>○現場医療者など関係者について匿名化する。 | （説明方法）<br>○遺族への説明については、口頭（説明内容をカルテに記載）又は書面（報告書又は説明用の資料）若しくはその双方の適切な方法により行う。<br>○調査の目的・結果について、遺族が希望する方法で説明するよう努めなければならない。<br>（説明事項）<br>○左記（「センターへの報告事項」）の内容を示す。<br>○現場医療者など関係者について匿名化する。 |

http://www.mhlw.go.jp/file/05-Shingikai-10801000-Iseikyoku-Soumuka/0000078773.pdf

資料 9-4.「医療に起因する（疑いを含む）」死亡又は死産の考え方

---

「当該病院等に勤務する医療従事者が提供した医療に起因し、又は起因すると疑われる死亡又は死産であって、当該管理者が当該死亡又は死産を予期しなかったもの」を、医療事故として管理者が報告する。

| 「医療」（下記に示したもの）に起因し、又は起因すると疑われる死亡又は死産（①） | ①に含まれない死亡又は死産（②） |
|---|---|
| ○診察<br>- 徴候、症状に関連するもの<br>○検査等（経過観察を含む）<br>- 検体検査に関連するもの<br>- 生体検査に関連するもの<br>- 診断穿刺・検体採取に関連するもの<br>- 画像検査に関連するもの<br>○治療（経過観察を含む）<br>- 投薬・注射（輸血含む）に関連するもの<br>- リハビリテーションに関連するもの<br>- 処置に関連するもの<br>- 手術（分娩含む）に関連するもの<br>- 麻酔に関連するもの<br>- 放射線治療に関連するもの<br>- 医療機器の使用に関連するもの<br>○その他 以下のような事案については、管理者が医療に起因し、又は起因すると疑われるものと判断した場合<br>- 療養に関連するもの<br>- 転倒・転落に関連するもの<br>- 誤嚥に関連するもの<br>- 患者の隔離・身体的拘束／身体抑制に関連するもの | 左記以外のもの<br><br>＜具体例＞<br>○施設管理に関連するもの<br>- 火災等に関連するもの<br>- 地震や落雷等、天災によるもの<br>- その他<br>○併発症<br>（提供した医療に関連のない、偶発的に生じた疾患）<br>○原病の進行<br>○自殺（本人の意図によるもの）<br>○その他<br>- 院内で発生した殺人・傷害致死、等 |

※1　医療の項目には全ての医療従事者が提供する医療が含まれる。
※2　①、②への該当性は、疾患や医療機関における医療提供体制の特性・専門性によって異なる。

平成 26 年度厚生労働科学研究費補助金地域医療基盤開発推進研究事業
「診療行為に関連した死亡の調査の手法に関する研究」

資料 10-1. 名簿

| | 氏名 | 所属 |
|---|---|---|
| 研究者 | 西澤寬俊 | 全日本病院協会会長 |
| 研究協力者 | 今村定臣 | 日本医師会常任理事 |
| | 瀬古口精良 | 日本歯科医師会常務理事 |
| | 福井トシ子 | 日本看護協会常任理事 |
| | 葛西圭子 | 日本助産師会専務理事 |
| | 土屋文人 | 日本薬剤師会相談役 |
| | 飯田修平 | 全日本病院協会常任理事 |
| | 日野頌三 | 日本医療法人協会会長 |
| | 堺常雄 | 日本病院会会長 |
| | 髙宮眞樹 | 日本精神科病院協会常務理事 |
| | 有賀徹 | 全国医学部長病院長会議「大学病院の医療事故対策委員会」委員長 |
| | 松原謙二 | 日本医療機能評価機構副理事長 |
| | 後信 | 日本医療機能評価機構執行理事 |
| | 木村壯介 | 日本医療安全調査機構中央事務局長 |
| | 樋口範雄 | 日本医療安全調査機構理事会理事 |
| | 長尾能雅 | 日本医療安全調査機構中央審査委員会常任委員 |
| | 山口徹 | 日本内科学会 |
| | 松原久裕 | 日本外科学会 |
| | 深山正久 | 日本病理学会 |
| | 池田典昭 | 日本法医学会 |
| | 今井裕 | 日本医学放射線学会 |
| | 永井裕之 | 患者の視点で医療安全を考える連絡協議会代表 |
| | 山口育子 | NPO 法人ささえあい医療人権センターCOML 理事長 |
| | 宮澤潤 | 宮澤潤法律事務所 |
| | 児玉安司 | 新星総合法律事務所 |
| | 鈴木利廣 | すずかけ法律事務所 |
| | 河野龍太郎 | 自治医科大学メディカルシミュレーションセンターセンター長 |
| | 佐藤一樹 | 医療法人社団いつき会ハートクリニック院長 |
| | 豊田郁子 | 新葛飾病院医療安全対策室セーフティーマネージャー |

資料 10-2. 会議開催の経緯

| | 回数 | 日時 | 議題 |
|---|---|---|---|
| 事前勉強会 | 第 1 回 | 平成26年4月9日 | 研究班の進め方について |
| | 第 2 回 | 平成26年5月8日 | 日本医療安全調査機構及び日本医療機能評価機構における事業概要について |
| | 第 3 回 | 平成26年6月4日 | 「診療行為に関連した死亡の調査分析に従事する者の育成及び資質向上のための手法に関する研究」について |
| | 第 4 回 | 平成26年6月17日 | 「診療行為に関連した死亡の調査分析に従事する者の育成及び資質向上のための手法に関する研究」について |
| | 第 5 回 | 平成26年7月1日 | 医療事故発生後の院内調査の在り方と方法に関する研究等について |
| 研究班会議 | 第 1 回 | 平成26年7月16日 | 医療事故調査制度の基本理念・骨格について |
| | 第 2 回 | 平成26年7月30日 | 医療事故の報告等に関する事項について |
| | 第 3 回 | 平成26年8月6日 | 院内調査に関する事項について |
| | 第 4 回 | 平成26年8月20日 | 調査結果の報告や説明の在り方に関する事項について |
| | 第 5 回 | 平成26年9月3日 | センター業務（院内調査結果の収集、整理・分析・報告、調査等）に関する事項について |
| | 第 6 回 | 平成26年9月17日 | センター業務（研修・普及啓発）に関する事項について |
| | 第 7 回 | 平成26年10月1日 | これまでの議論の整理について |
| | 第 8 回 | 平成26年10月14日 | これまでの議論の整理について |
| | 第 9 回 | 平成26年10月29日 | 医療事故の報告及び遺族への説明事項等について<br>医療事故調査項目について |
| | 第10回 | 平成26年12月4日 | 医療の範囲について<br>解剖に関する技術的な論点整理 |
| | 第11回 | 平成26年12月24日 | 再発防止策の立案方法<br>医療についての考え方 |
| | 第12回 | 平成27年1月21日 | 死亡時画像診断に関する技術的な論点整理<br>支援団体の支援について<br>センターが行う研修と普及啓発について<br>医療についての考え方 |
| | 第13回 | 平成27年2月12日 | 「医療に起因する（疑い含む）」死亡又は死産の具体的な事例 |
| | 第14回 | 平成27年3月19日 | 最終報告書（案） |

資料 10-3.「医療に起因する死亡又は死産」を判断する時の参考事例

① 医療に起因し、又は起因すると疑われる死亡又は死産

【事例1】 大腿骨頸部骨折術後でリハビリテーションのため入院中の患者。医療従事者が介助し、入浴させたところ、患者は足を滑らせて転倒し、浴槽の中で溺れ、死亡した。

（解釈）
　本事例は入浴介助中に転倒し、溺れて死亡した一例。当該患者の死亡は、入浴介助中に発生したものであり、当該患者の死亡は、提供した医療に起因すると疑われる。

【事例2】 血液透析導入のため入院した患者。医師は入院中の食事として、水分制限・腎臓食を指示したが、給食室や病棟の医療従事者に伝わっておらず、普通食が出され、水分制限の指示も患者に伝わっていなかった。患者は水分を自由に摂取していた。週末をはさんだ透析前日に肺水腫を起こし、死亡した。

（解釈）
　本事例は、腎不全の患者が肺水腫を起こし死亡した一例。当該患者の死亡は、水分制限の指示が伝わらず、溢水により肺水腫が起きたことによるものと疑われる。腎不全患者への食事提供は療養に含まれるため、当該患者の死亡は、提供した医療に起因すると疑われる。

【事例3】 低出生体重児。頭部 MRI 検査のため、保育器から MRI 台に移す際に、落下させて頭部を強打した結果、頭蓋骨骨折、脳挫傷を起こし、死亡した。

（解釈）
　本事例は患児を MRI 台へ移す際に落下させ死亡した一例。当該患児の死亡は、MRI 検査のための移動の過程で発生したものであり、提供した医療に起因すると疑われる。

【事例4】 脳梗塞後でリハビリテーションのため入院中の患者。医療従事者が付き添って歩行訓練を行っていたところ、患者が転倒、頭部を強打した結果、脳挫傷を起こし、死亡した。

（解釈）
　本事例は、リハビリテーション療法中に転倒し死亡した一例。当該患者のリハビリテーション療法中の転倒による死亡は、リハビリテーション療法中に発生したものであり、提供した医療に起因すると疑われる。

【事例5】 脳梗塞後でリハビリテーションのため入院中の患者。患者は自立が困難であった。医療従事者が患者に腹部 X 線透視検査を施行した後、身体を固定せずに立位に戻したところ、床上に転落、頭部を強打した結果、脳挫傷を起こし、死亡した。

（解釈）
　本事例は、画像検査中に検査台から転落し死亡した一例。当該患者の検査台からの転落による死亡は、腹部 X 線透視検査中に発生したものであり、提供した医療に起因すると疑われる。

【事例6】　嚥下障害の患者。嚥下食を指示したが、指示が給食室や病棟の医療従事者に伝わっておらず、普通食が提供された。患者を担当した医療従事者が食事介助している最中に食物が詰まり、死亡した。

（解釈）

　本事例は、嚥下障害の患者が、食物を誤嚥し死亡した一例。当該患者の死亡は、脳梗塞後の食事提供とその介助中に発生したものである。したがって、当該患者の死亡は、提供した医療に起因すると疑われる。

【事例7】　抜歯の際に、止血のため使用していた脱脂綿が口腔内へ落下し、のどに詰まり、死亡した。

（解釈）

　本事例は、治療に用いた脱脂綿がのどに詰まり死亡した一例。当該患者の死亡は、脱脂綿を用いた止血処置中に発生したものであり、提供した医療に起因すると疑われる。

【事例8】　不穏・興奮が著しく精神科閉鎖病棟に緊急入院した統合失調症の患者。一般病室では本人及び他患の安全確保が困難なので隔離室を使用したが、隔離室の中でも自分の頭部を壁に打ち付けるなどの混乱した行動が続いた。精神保健指定医の診察で身体拘束が必要と判断され、体幹及び四肢拘束が長期間行われた。身体拘束中に、患者が拘束帯を外そうと暴れた直後に意識不明となった。緊急検査の結果、肺塞栓と診断され、加療したが死亡した。

（解釈）

　本事例は身体的拘束中に死亡した一例。当該患者の死亡は、身体的拘束中に発生したものであり、提供した医療に起因すると疑われる。

【事例9】　認知症、脱水症のため入院中の患者。患者が入院中に点滴のための留置針や尿道カテーテルを自己抜去したため、家族の同意を得た上で、身体抑制（体幹抑制及び上肢体抑制）を行った。ベッドを座位にしていたところ、患者の体が足側にずれ落ちたため、体幹抑制帯に首がひっかかり、死亡した。

（解釈）

　本事例は身体抑制中に死亡した一例。当該患者の死亡は、身体抑制によって発生したものであり、提供した医療に起因すると疑われる。

② 医療に起因しない死亡又は死産

【事例 10】　患者が院内散歩中に階段で見舞い客の児童と接触したため階下に転落し、頭部を強打した結果、脳挫傷を起こし、死亡した。

（解釈）

　本事例は、入院中の患者が見舞客と接触し、転倒し死亡した一例。当該患者の死亡は、入院中に散歩をしているところ、見舞客との接触により発生したものであり、転倒に至る経緯（見舞客との接触）は医療に含まれない。したがって、当該死亡は、提供した医療に起因しないと考えられる。

【事例 11】　前腕骨骨折に対して観血的整復術を施行された患児。術後経過は良好であった。家族の差し入れのゼリーを食べたところ喉に詰まり、意識不明となった。救命処置を行ったが、死亡した。

（解釈）

　本事例は、入院中の患児が誤嚥し死亡した一例。当該患者の死亡は、家族の差し入れのゼリーを摂取により発生したものであり、誤嚥に至る経緯（家族による差し入れ）は医療に含まれない。したがって、当該死亡は、提供した医療に起因しないと考えられる。

【事例 12】　病院が深夜に放火され、火災により入院患者が死亡。

（解釈）「火災に関連するもの」

　本事例は火災による死亡の一例。防火体制や避難体制などの施設管理に関連するものは医療に含まれない。したがって、当該患者の死亡は提供した医療に起因しないと考えられる。

【事例 13】　捻挫のため外来受診した患者。診察後に院内で突然意識不明となった。緊急頭部ＣＴを施行したところ広範な脳出血を認めた。脳出血に対して加療を行うも翌日死亡した。

（解釈）

　本事例は、外来受診後に脳出血を発症した一例。当該患者の脳出血の発症は提供した医療に関連のない、院内滞在中に偶発的に生じた疾患である。したがって、当該死亡は、提供した医療に起因しないと考えられる。

【事例 14】　腰椎圧迫骨折のため入院した患者。保存的治療を行っていたところ突然、胸痛を訴え意識消失となった。心電図等から急性心筋梗塞を疑い、緊急カテーテル冠動脈治療の準備をしているところ、死亡した。

（解釈）

　本事例は、整形外科疾患で入院し、急性心筋梗塞を発症し死亡した一例。当該患者の心筋梗塞の発症は提供した医療に関連のない、院内滞在中に偶発的に生じた疾患である。したがって、当該死亡は、提供した医療に起因しないと考えられる。

【事例15】 腹痛、呼吸困難、全身倦怠感を主訴に受診した患者。精査の結果、進行性胆嚢がん、肝転移、肺転移と診断された。入院加療を行ったが、肺転移による呼吸不全により死亡した。

（解釈）

　本事例は胆嚢がんの進行により死亡した一例。当該患者の死亡は、原病の進行による死亡であり、提供した医療が起因となって原病が進行したとは考えられない。したがって、当該死亡は、提供した医療に起因しないと考えられる。

【事例16】 希死念慮が強く、自宅での自殺企図があったため入院となったうつ病の患者。薬物療法を行っていたが、入院中に自室のベッド柵に自分の下着をかけて縊死した。

（解釈）

　本事例は、本人の希死念慮が強かったため入院をさせたが、自殺した一例。当該患者の死亡は、本人の意図が明確な自殺によるもので、希死念慮を患者にもたらした疾患そのものが原因と考えられ、自殺に至った経緯（原病）は医療には含まれない。したがって、当該死亡は、提供した医療に起因しないと考えられる。

【事例17】 末期がんで入院中の患者。患者は自らの予後が思わしくないことを悲観し、希死念慮を抱くようになり、自殺した。

（解釈）

　本事例は、末期がんのため希死念慮を抱いた患者が自殺した一例。当該患者の死亡は、本人の意図が明確な自殺によるもので、自殺に至った経緯（がんの進行を悲観したこと）は医療には含まれない。したがって、当該死亡は、提供した医療に起因しないと考えられる。

【事例18】 医療従事者が殺意を持って入院患者に大量のインスリンを投与し、患者を殺害した。

（解釈）

　本事例は、医療従事者による殺人の一例。医療者が行った「殺意を持った大量のインスリン投与」は医療ではなく殺人である。

## 1. 医療事故の定義について
### 医療に起因し、又は起因すると疑われるもの

| 法　律 | 省　令 | 通　知 |
|---|---|---|
| 第6条の10<br>　病院、診療所又は助産所（以下この章において「病院等」という。）の管理者は、医療事故（当該病院等に勤務する医療従事者が提供した医療に起因し、又は起因すると疑われる死亡又は死産であつて、当該管理者が当該死亡又は死産を予期しなかつたものとして厚生労働省令で定めるものをいう。以下この章において同じ。）が発生した場合には、厚生労働省令で定めるところにより、遅滞なく、当該医療事故の日時、場所及び状況その他厚生労働省令で定める事項を第6条の15第1項の医療事故調査・支援センターに報告しなければならない。 | ・省令事項なし | **医療に起因し、又は起因すると疑われるもの**<br><br>・「医療」に含まれるものは制度の対象であり、「医療」の範囲に含まれるものとして、手術、処置、投薬及びそれに準じる医療行為（検査、医療機器の使用、医療上の管理など）が考えられる。<br>・施設管理等の「医療」に含まれない単なる管理は制度の対象とならない。<br>・医療機関の管理者が判断するものであり、ガイドラインでは判断の支援のための考え方を示す。<br>※次頁参照：「医療に起因する（疑いを含む）」死亡又は死産の考え方 |

資料

### 「医療に起因する（疑いを含む）」死亡又は死産の考え方

「当該病院等に勤務する医療従事者が提供した医療に起因し、又は起因すると疑われる死亡又は死産であって、当該管理者が当該死亡又は死産を予期しなかったもの」を、医療事故として管理者が報告する。

| 「医療」（下記に示したもの）に起因し、又は起因すると疑われる死亡又は死産（①） | ①に含まれない死亡又は死産（②） |
|---|---|
| ・診察<br>　－徴候、症状に関連するもの<br>・検査等（経過観察を含む）<br>　－検体検査に関連するもの<br>　－生体検査に関連するもの<br>　－診断穿刺・検体採取に関連するもの<br>　－画像検査に関連するもの<br>・治療（経過観察を含む）<br>　－投薬・注射（輸血含む）に関連するもの<br>　－リハビリテーションに関連するもの<br>　－処置に関連するもの<br>　－手術（分娩含む）に関連するもの<br>　－麻酔に関連するもの<br>　－放射線治療に関連するもの<br>　－医療機器の使用に関連するもの<br>・その他<br>以下のような事案については、管理者が医療に起因し、又は起因すると疑われるものと判断した場合<br>　－療養に関連するもの<br>　－転倒・転落に関連するもの<br>　－誤嚥に関連するもの<br>　－患者の隔離・身体的拘束／身体抑制に関連するもの | 左記以外のもの<br>＜具体例＞<br>　・施設管理に関連するもの<br>　　－火災等に関連するもの<br>　　－地震や落雷等、天災によるもの<br>　　－その他<br>　・併発症<br>　　（提供した医療に関連のない、偶発的に生じた疾患）<br>　・原病の進行<br>　・自殺（本人の意図によるもの）<br>　・その他<br>　　－院内で発生した殺人・傷害致死、等 |

※1　医療の項目には全ての医療従事者が提供する医療が含まれる。
※2　①、②への該当性は、疾患や医療機関における医療提供体制の特性・専門性によって異なる。

## 1. 医療事故の定義について
## 当該死亡または死産を予期しなかったもの

| 法　律 | 省　令 | 通　知 |
|---|---|---|
| 第6条の10<br>　病院、診療所又は助産所（以下この章において「病院等」という。）の管理者は、医療事故（当該病院等に勤務する医療従事者が提供した医療に起因し、又は起因すると疑われる死亡又は死産であつて、当該管理者が当該死亡又は死産を予期しなかつたものとして厚生労働省令で定めるものをいう。以下この章において同じ。）が発生した場合には、厚生労働省令で定めるところにより、遅滞なく、当該医療事故の日時、場所及び状況その他厚生労働省令で定める事項を第6条の15第1項の医療事故調査・支援センターに報告しなければならない。 | **当該死亡又は死産を予期しなかったもの**<br>・当該死亡又は死産が予期されていなかったものとして、以下の事項のいずれにも該当しないと管理者が認めたもの<br>一　管理者が、当該医療の提供前に、医療従事者等により、当該患者等に対して、当該死亡又は死産が予期されていることを説明していたと認めたもの<br>二　管理者が、当該医療の提供前に、医療従事者等により、当該死亡又は死産が予期されていることを診療録その他の文書等に記録していたと認めたもの<br>三　管理者が、当該医療の提供に係る医療従事者等からの事情の聴取及び、医療の安全管理のための委員会（当該委員会を開催している場合に限る。）からの意見の聴取を行った上で、当該医療の提供前に、当該医療の提供に係る医療従事者等により、当該死亡又は死産が予期されていると認めたもの | ・左記の解釈を示す。<br>●省令第一号及び第二号に該当するものは、一般的な死亡の可能性についての説明や記録ではなく、当該患者個人の臨床経過等を踏まえて、当該死亡又は死産が起こりうることについての説明及び記録であることに留意すること。<br>●患者等に対し当該死亡又は死産が予期されていることを説明する際は、医療法第一条の四第二項の規定に基づき、適切な説明を行い、医療を受ける者の理解を得るよう努めること。<br>参考）医療法第一条の四第二項<br>　医師、歯科医師、薬剤師、看護師その他の医療の担い手は、医療を提供するに当たり、適切な説明を行い、医療を受ける者の理解を得るよう努めなければならない。 |

## 1. 医療事故の定義について
## 死産

| 法　律 | 省　令 | 通　知 |
|---|---|---|
| 第6条の10<br>　病院、診療所又は助産所（以下この章において「病院等」という。）の管理者は、医療事故（当該病院等に勤務する医療従事者が提供した医療に起因し、又は起因すると疑われる死亡又は死産であつて、当該管理者が当該死亡又は死産を予期しなかつたものとして厚生労働省令で定めるものをいう。以下この章において同じ。）が発生した場合には、厚生労働省令で定めるところにより、遅滞なく、当該医療事故の日時、場所及び状況その他厚生労働省令で定める事項を第6条の15第1項の医療事故調査・支援センターに報告しなければならない。 | ・省令事項なし | **死産について**<br>・死産については「医療に起因し、又は起因すると疑われる、妊娠中または分娩中の手術、処置、投薬及びそれに準じる医療行為により発生した死産であって、当該管理者が当該死産を予期しなかったもの」を管理者が判断する。<br>・人口動態統計の分類における「人工死産」は対象としない。 |

## 1. 医療事故の定義について
　医療事故の判断プロセス

| 法　律 | 省　令 | 通　知 |
|---|---|---|
| 第6条の10<br>　　病院、診療所又は助産所（以下この章において「病院等」という。）の管理者は、医療事故（当該病院等に勤務する医療従事者が提供した医療に起因し、又は起因すると疑われる死亡又は死産であつて、当該管理者が当該死亡又は死産を予期しなかつたものとして厚生労働省令で定めるものをいう。以下この章において同じ。）が発生した場合には、厚生労働省令で定めるところにより、遅滞なく、当該医療事故の日時、場所及び状況その他厚生労働省令で定める事項を第6条の15第1項の医療事故調査・支援センターに報告しなければならない。<br>第6条の11<br>3　医療事故調査等支援団体は、前項の規定により支援を求められたときは、医療事故調査に必要な支援を行うものとする。<br>第6条の16<br>　　医療事故調査・支援センターは、次に掲げる業務を行うものとする。<br>五　医療事故調査の実施に関する相談に応じ、必要な情報の提供及び支援を行うこと。 | ・省令事項なし | **医療機関での判断プロセスについて**<br><br>・管理者が判断するに当たっては、当該医療事故に関わった医療従事者等から十分事情を聴取した上で、組織として判断する。<br>・管理者が判断する上での支援として、医療事故調査・支援センター（以下「センター」という。）及び支援団体は医療機関からの相談に応じられる体制を設ける。<br>・管理者から相談を受けたセンター又は支援団体は、記録を残す際等、秘匿性を担保すること。 |

## 2. 医療機関からセンターへの事故の報告について
　医療機関からセンターへの報告方法・報告事項・報告期限

| 法　律 | 省　令 | 通　知 |
|---|---|---|
| 第6条の10<br>　　病院、診療所又は助産所（以下この章において「病院等」という。）の管理者は、医療事故（当該病院等に勤務する医療従事者が提供した医療に起因し、又は起因すると疑われる死亡又は死産であつて、当該管理者が当該死亡又は死産を予期しなかつたものとして厚生労働省令で定めるものをいう。以下この章において同じ。）が発生した場合には、厚生労働省令で定めるところにより、遅滞なく、当該医療事故の日時、場所及び状況その他厚生労働省令で定める事項を第6条の15第1項の医療事故調査・支援センターに報告しなければならない。 | **センターへの報告方法について**<br>・センターへの報告は、次のいずれかの方法によって行うものとする。<br>　● 書面<br>　● Web上のシステム<br><br>**センターへの報告事項について**<br>・病院等の管理者がセンターに報告を行わなければならない事項は、次のとおり。<br>　法律で定められた事項<br>　● 日時 / 場所<br>　● 医療事故の状況<br><br>　省令で定める事項<br>　● 連絡先<br>　● 医療機関名 / 所在地 / 管理者の氏名<br>　● 患者情報（性別 / 年齢等）<br>　● 医療事故調査の実施計画の概要<br>　● その他管理者が必要と認めた情報 | ・以下のうち、適切な方法を選択して報告する。<br>　● 書面<br>　● Web上のシステム<br><br>・以下の事項を報告する。<br>　● 日時 / 場所 / 診療科<br>　● 医療事故の状況<br>　　・疾患名 / 臨床経過等<br>　　・報告時点で把握している範囲<br>　　・調査により変わることがあることが前提であり、その時点で不明な事項については不明と記載する。<br>　● 連絡先<br>　● 医療機関名 / 所在地 / 管理者の氏名<br>　● 患者情報（性別 / 年齢等）<br>　● 調査計画と今後の予定<br>　● その他管理者が必要と認めた情報 |

## 3. 医療事故の遺族への説明事項等について
### 遺族の範囲

| 法　律 | 省　令 | 通　知 |
|---|---|---|
| 第6条の10<br>2　病院等の管理者は、前項の規定による報告をするに当たつては、あらかじめ、医療事故に係る死亡した者の遺族又は医療事故に係る死産した胎児の父母その他厚生労働省令で定める者（以下この章において単に「遺族」という。）に対し、厚生労働省令で定める事項を説明しなければならない。 | 「遺族」の範囲について<br><br>①死亡した者の遺族について<br>　法律で定められた事項<br>　●死亡した者の遺族<br>②死産した胎児の遺族について<br>　法律で定められた事項<br>　●死産した胎児の父母<br><br>　省令で定める事項<br>　●死産した胎児の祖父母 | ・「遺族」の範囲について<br>同様に遺族の範囲を法令で定めないこととしている他法令（死体解剖保存法など）の例にならうこととする。<br>・「死産した胎児」の遺族については、当該医療事故により死産した胎児の父母、祖父母とする。<br>・遺族側で遺族の代表者を定めてもらい、遺族への説明等の手続はその代表者に対して行う。 |

## 3. 医療事故の遺族への説明事項等について
### 遺族への説明事項

| 法　律 | 省　令 | 通　知 |
|---|---|---|
| 第6条の10<br>2　病院等の管理者は、前項の規定による報告をするに当たつては、あらかじめ、医療事故に係る死亡した者の遺族又は医療事故に係る死産した胎児の父母その他厚生労働省令で定める者（以下この章において単に「遺族」という。）に対し、厚生労働省令で定める事項を説明しなければならない。 | 遺族への説明事項について<br><br>・遺族への説明事項については、以下のとおり。<br>　●医療事故の日時、場所、状況<br><br><br><br><br><br><br><br><br>　●制度の概要<br>　●院内事故調査の実施計画<br>　●解剖又は死亡時画像診断（Ai）が必要な場合の解剖又は死亡時画像診断（Ai）の同意取得のための事項 | ・遺族へは、「センターへの報告事項」の内容を遺族にわかりやすく説明する。<br>・遺族へは、以下の事項を説明する。<br>　●医療事故の日時、場所、状況<br>　　・日時／場所／診療科<br>　　・医療事故の状況<br>　　　・疾患名／臨床経過等<br>　　　・報告時点で把握している範囲<br>　　　・調査により変わることがあることが前提であり、その時点で不明な事項については不明と説明する。<br>　●制度の概要<br>　●院内事故調査の実施計画<br>　●解剖又は死亡時画像診断（Ai）が必要な場合の解剖又は死亡時画像診断（Ai）の具体的実施内容などの同意取得のための事項<br>　●血液等の検体保存が必要な場合の説明 |

## 4. 医療機関が行う医療事故調査について
　　医療機関が行う医療事故調査の方法等

| 法　律 | 省　令 | 通　知 |
|---|---|---|
| 第6条の11<br>　病院等の管理者は、医療事故が発生した場合には、厚生労働省令で定めるところにより、速やかにその原因を明らかにするために必要な調査（以下この章において「医療事故調査」という。）を行わなければならない。 | 医療事故調査の方法等<br><br>・病院等の管理者は、医療事故調査を行うに当たっては、以下の調査に関する事項について、当該医療事故調査を適切に行うために必要な範囲内で選択し、それらの事項に関し、当該医療事故の原因を明らかにするために、情報の収集及び整理を行うことにより行うものとする。<br>　・診療録その他の診療に関する記録の確認<br>　・当該医療従事者のヒアリング<br>　・その他の関係者からのヒアリング<br>　・解剖又は死亡時画像診断（Ai）の実施<br>　・医薬品、医療機器、設備等の確認<br>　・血液、尿等の検査 | ・本制度の目的は医療安全の確保であり、個人の責任を追及するためのものではないこと。<br>・調査の対象者については当該医療従事者を除外しないこと。<br>・調査項目については、以下の中から必要な範囲内で選択し、それらの事項に関し、情報の収集、整理を行うものとする。<br>　※調査の過程において可能な限り匿名性の確保に配慮すること。<br>・診療録その他の診療に関する記録の確認<br>　例）カルテ、画像、検査結果等<br>・当該医療従事者のヒアリング<br>　※ヒアリング結果は内部資料として取り扱い、開示しないこと。（法的強制力がある場合を除く。）とし、その旨をヒアリング対象者に伝える。<br>・その他の関係者からのヒアリング<br>　※遺族からのヒアリングが必要な場合があることも考慮する。<br>・医薬品、医療機器、設備等の確認<br>・解剖又は死亡時画像診断（Ai）については解剖又は死亡時画像診断（Ai）の実施前にどの程度死亡の原因を医学的に判断できているか、遺族の同意の有無、解剖又は死亡時画像診断（Ai）の実施により得られると見込まれる情報の重要性などを考慮して実施の有無を判断する。<br>・血液、尿等の検体の分析・保存の必要性を考慮<br>・医療事故調査は医療事故の原因を明らかにするために行うものであること。<br>　※原因も結果も明確な、誤薬等の単純な事例であっても、調査項目を省略せずに丁寧な調査を行うことが重要であること。<br>・調査の結果、必ずしも原因が明らかになるとは限らないことに留意すること。<br>・再発防止は可能な限り調査の中で検討することが望ましいが、必ずしも再発防止策が得られるとは限らないことに留意すること。 |

資　料

143

## 5. 支援団体の在り方について
### 支援団体
### 支援内容

| 法　律 | 告　示 | 通　知 |
|---|---|---|
| 第6条の11<br>2　病院等の管理者は、医学医術に関する学術団体その他の厚生労働大臣が定める団体（法人でない団体にあつては、代表者又は管理人の定めのあるものに限る。次項及び第6条の22において「医療事故調査等支援団体」という。）に対し、医療事故調査を行うために必要な支援を求めるものとする。<br>3　医療事故調査等支援団体は、前項の規定により支援を求められたときは、医療事故調査に必要な支援を行うものとする。<br>第6条の16<br>　医療事故調査・支援センターは、次に掲げる業務を行うものとする。<br>五　医療事故調査の実施に関する相談に応じ、必要な情報の提供及び支援を行うこと。<br>◆参議院厚生労働委員会附帯決議<br>（2　医療事故調査制度について）<br>イ　院内事故調査及び医療事故調査・支援センターの調査に大きな役割を果たす医療事故調査等支援団体については、地域間における事故調査の内容及び質の格差が生じないようにする観点からも、中立性・専門性が確保される仕組みの検討を行うこと。また、事故調査が中立性、透明性及び公正性を確保しつつ、迅速かつ適正に行われるよう努めること。 | **支援団体について**<br>・支援団体は別途告示で定める。 | ・医療機関の判断により、必要な支援を支援団体に求めるものとする。<br>・支援団体となる団体の事務所等の既存の枠組みを活用した上で団体間で連携して、支援窓口や担当者を一元化することを目指す。<br>・その際、ある程度広域でも連携がとれるような体制構築を目指す。<br>・解剖・死亡時画像診断については専用の施設・医師の確保が必要であり、サポートが必要である。 |

## 6. 医療機関からセンターへの調査結果報告について
### センターへの報告事項・報告方法

| 法　律 | 省　令 | 通　知 |
|---|---|---|
| 第6条の11<br>4　病院等の管理者は、医療事故調査を終了したときは、厚生労働省令で定めるところにより、遅滞なく、その結果を第6条の15第1項の医療事故調査・支援センターに報告しなければならない。 | **センターへの報告事項・報告方法について**<br>・病院等の管理者は、院内調査結果の報告を行うときは次の事項を記載した報告書をセンターに提出して行う。<br>●日時／場所／診療科<br>●医療機関名／所在地／連絡先<br>●医療機関の管理者の氏名<br>●患者情報（性別／年齢等）<br>●医療事故調査の項目、手法及び結果 | **センターへの報告方法について**<br>・センターへの報告は、次のいずれかの方法によって行うものとする。<br>●書面又はWeb上のシステム<br><br>・本制度の目的は医療安全の確保であり、個人の責任を追及するためのものではないことを、報告書冒頭に記載する。<br>・報告書はセンターへの提出及び遺族への説明を目的としたものであることを記載することは差し支えないが、それ以外の用途に用いる可能性については、あらかじめ当該医療従事者へ教示することが適当である。<br>・センターへは以下の事項を報告する。 |

| 法　律 | 省　令 | 通　知 |
|---|---|---|
| | | ●日時／場所／診療科<br>●医療機関名／所在地／連絡先<br>●医療機関の管理者の氏名<br>●患者情報（性別／年齢等）<br>●医療事故調査の項目、手法及び結果<br>　・調査の概要（調査項目、調査の手法）<br>　・臨床経過（客観的事実の経過）<br>　・原因を明らかにするための調査の結果<br>　　※必ずしも原因が明らかになるとは限らないことに留意すること。<br>　・調査において再発防止策の検討を行った場合、管理者が講ずる再発防止策については記載する。<br>　・当該医療従事者や遺族が報告書の内容について意見がある場合等は、その旨を記載すること。<br>・医療上の有害事象に関する他の報告制度についても留意すること。 |
| | ・当該医療従事者等の関係者について匿名化する。 | ・当該医療従事者等の関係者について匿名化する。<br>・医療機関が報告する医療事故調査の結果に院内調査の内部資料は含まない。 |

## 7. 医療機関が行った調査結果の遺族への説明について
## 　 遺族への説明方法・説明事項

| 法　律 | 省　令 | 通　知 |
|---|---|---|
| 第6条の11<br>5　病院等の管理者は、前項の規定による報告をするに当たつては、あらかじめ、遺族に対し、厚生労働省令で定める事項を説明しなければならない。ただし、遺族がないとき、又は遺族の所在が不明であるときは、この限りでない。 | | **遺族への説明方法について**<br>・遺族への説明については、口頭（説明内容をカルテに記載）又は書面（報告書又は説明用の資料）若しくはその双方の適切な方法により行う。<br>・調査の目的・結果について、遺族が希望する方法で説明するよう努めなければならない。 |
| | **遺族への説明事項について**<br>・「センターへの報告事項」の内容を説明することとする。<br>・現場医療者など関係者について匿名化する。 | ・左記の内容を示す。<br>・現場医療者など関係者について匿名化する。 |

8〜17 のセンターに関する事項は略。

145

## 参考文献

1) 長谷川友紀、藤田茂、城川美佳 他：医療事故の経験と原因究明体制に関する調査研究．日本医療マネジメント学会雑誌 7：404-409、2006

2) 財団法人生存科学研究所医療政策研究会編著：院内事故調査の手引き（上田裕一監修）．1-64、医歯薬出版、東京、2009

3) 加藤良夫、後藤克幸編著：医療事故から学ぶ．7-88、中央法規出版、東京、2005

4) 厚生労働科学研究費補助金地域医療基盤開発推進研究事業 診療関連死調査人材育成班：調査に携わる医師等のための評価の視点・判断基準マニュアル案（2009 年度版）
http://kenkyu.umin.jp/PDF/2009/G4.pdf

5) 医療の安全に関する研究会：医療機関における医療事故調査委員会のあり方ガイド（第 1 版）http://www.urban.meijo-u.ac.jp/zsakai/iryou-anzen/book/Safety_GuideH19.pdf

6) 厚生労働省科学研究費補助金地域医療基盤開発推進研究事業「医療事故発生後の院内調査の在り方と方法に関する研究」（研究代表者：飯田修平）．平成 23 年度〜平成 24 年度総合研究報告書、2013

7) 飯田修平、永井庸次：新版品質保証ガイドブック（日本品質管理学会編）第 28 章 医療分野の品質保証．1123-1150、日科技連、2009

8) 飯田修平、柳川達生：医療安全確保の考え方と手法 1 RCA の基礎知識と活用事例第 2 版．日本規格協会、2011

9) 飯田修平、柳川達生、金内幸子：医療安全確保の考え方と手法 2 FMEA の基礎知識と活用事例第 3 版．日本規格協会、2014

10) 飯田修平：医療機関における品質技術者の育成．品質 40（4）52-60、2010

11) 飯田修平：医療の TQM ハンドブック 運用・推進編 質重視の病院経営の実践．日本規格協会、2012

12) 飯田修平、永井庸次編著：医療の TQM 七つ道具．日本規格協会、2012

13) 飯田修平編著：医療信頼性工学．日本規格協会、2013

14) 飯田修平編著：診療記録監査の手引き．医学通信社、2013

15) 全日本病院協会医療の質向上委員会：標準的診療記録作成・管理の手引き．じほう、2004

16) 林喜男：人間信頼性工学．海文堂、1984

17) 塩見弘：人間信頼性工学入門．日科技連、1996

18) 島倉大輔・田中健次：人間による防護の多重化の有効性．品質 33（3）、104-112、2003

19) 中條武志・久米均：作業のフールプルーフ化に関する研究―フールプルーフ化の原理―．品質 14（2）．128〜135、1984

20) 中條武志, Clapp TG, Godfrey AB：医療におけるエラープルーフ化．品質 35（3）．74-81、2005

21) 中條武志：ヒューマンエラーと医療の質・安全．品質．36（2）．37-42、2006

22) 福井泰好：入門信頼性工学．森北出版、2006

23) 中村泰三・榊原哲：やさしく学べる信頼性手法．日科技連、2004

24) E・ホルナゲル著、小松原明哲監訳：ヒューマンファクターと事故防止．海文堂、2006

25) Edwards E（1985） Human factors in aviation Aerospace, 12,7：20-22

26) Hawkins F H（1984）Human factors education in European air transport operations In：Breakdown in Human Adaptation to Stress Towards a multidisciplinary approach

27) F・H・ホーキンズ著、黒田勲監修、石川好美監訳．ヒューマン・ファクター ―航空の分野を中心として―．成山堂書店、1992

28) Hawkins, F. H.：Human factors in flight. England：Gower Technical Press 1987

29) ハーバード大学病院：翻訳、東京大学 医療政策人材養成講座：（ハーバード大学病院使用）医療事故：真実説明・謝罪マニュアル「本当のことを話して、謝りましょう」、http://www.stop-medical-accident.net/html/manual_doc.pdf

30) 米国医学研究所著, 飯田修平, 長谷川友紀監訳：医療 IT と安全（Health IT and Patient Safety）日本評論社、2014

31) 飯田修平：「医療事故調査制度」における具体的な対応の指針、看護 67（13）、50-55、2015

32) 飯田修平：価値観の転換―変革・価値観の転換が当たり前の時代である、病院のあり方に関する報告書 2021 年版、34-37、全日本病院協会、2021

33) 飯田修平：情報技術を活用した組織運営・診療体制の再構築、病院のあり方に関する報告書 2021 年版、pp52-60、全日本病院協会、2021

34) 飯田修平：提供体制と BCP、病院のあり方に関する報告書 2021 年版、65-77、全日本病院協会、2021

35) 飯田修平編著：医療安全確保の考え方と手法 4 特性要因図作成の基礎知識と活用事例. 日本規格協会、2018

36) 飯田修平編著：医療安全確保の考え方と手法 3 業務工程（フロー）図作成の基礎知識と活用事例第 2 版、日本規格協会、2021

37) 飯田修平編著：院内医療事故調査の考え方と進め方. じほう、2017

38) 飯田修平、柳川達生編著、練馬総合病院診療記録監査プロジェクト著：電子カルテ版 診療記録監査の手引き. 医学通信社、2020

39) 飯田修平編著：医療安全管理テキスト第 5 版. 日本規格協会、2023

40) 飯田修平、長谷川友紀編著、標準的相互評価点検表研究グループ著：医療安全管理体制相互評価の考え方と実際 改訂 2 版、メディカ出版、2023

41) 厚生労働科学研究費補助金地域医療基盤開発推進研究事業「医療機関の医療安全の連携の現状把握及び促進する手法の開発に関する研究」（研究代表者：飯田修平）. 令和 3 年度～令和 4 年度総合研究報告書、2023

参考文献

厚生労働科学研究費補助金地域医療基盤開発推進研究事業

「医療事故発生後の院内調査の在り方と方法に関する研究（H23－医療－一般－003)」研究者一覧

飯田　修平*　　　社団法人全日本病院協会常任理事

長谷川友紀**　　東邦大学医学部社会医学講座教授

小谷野圭子**　　財団法人東京都医療保健協会　医療の質向上研究所研究員
　　　　　　　　　　　　　　　　　　　練馬総合病院質保証室主任

西澤　寛俊**　　社団法人全日本病院協会会長

永井　庸次***　社団法人全日本病院協会理事

藤田　民夫***　社団法人全日本病院協会愛知県支部長

藤田　茂***　　東邦大学医学部社会医学講座助教

森山　洋***　　医療法人社団杏和会おびひろ呼吸器科内科病院組織統括事務長

伊藤　慎也***　東邦大学医学部社会医学講座大学院

＊　　　　主任研究者

＊＊　　　分担研究者

＊＊＊　　研究協力者

（所属・肩書きは当時のまま）

院内医療事故調査の指針 第3版
－事故発生時の適切な対応が時系列でわかる

2013年11月25日発行　第1版第1刷
2015年2月1日発行　第1版第2刷
2015年8月25日発行　第2版第1刷
2015年12月20日発行　第2版第3刷
2023年10月1日発行　第3版第1刷

編著者　飯田 修平

著　者　「医療事故発生後の院内 調査の在
　　　　り方と方法に関する研究」グループ

発行者　長谷川 翔

発行所　株式会社メディカ出版
　　　　〒532-8588
　　　　大阪市淀川区宮原3-4-30
　　　　ニッセイ新大阪ビル16F
　　　　https://www.medica.co.jp/

編集担当　粟本安津子／佐藤いくよ

装　　幀　クニメディア株式会社

印刷・製本　株式会社シナノ パブリッシング プレス

ISBN978-4-8404-8219-6　　　　　　　　　　　　　　Printed and bound in Japan

当社出版物に関する各種お問い合わせ先（受付時間：平日9：00～17：00）
●編集内容については、編集局 06-6398-5048
●ご注文・不良品（乱丁・落丁）については、お客様センター 0120-276-115